LETTRES

De la très fameuſe Demoiſelle ANNE-MARIE SCHURMANS, Academicienne de la Fameuſe Univerſité d'Utrect.

Traduites du Holandois par Madame DE ZOUTELANDT, *à preſent femme du Sieur* BOISSON, *Ingenieur du Roy.*

TOME II.

A PARIS,
Chez la V. REBUFFE', Imprimeur-Libraire, ruë Dauphine, près le Pont neuf, à l'Arche de Noé.

M DCC XXX.
Avec Approbation & Permiſſion.

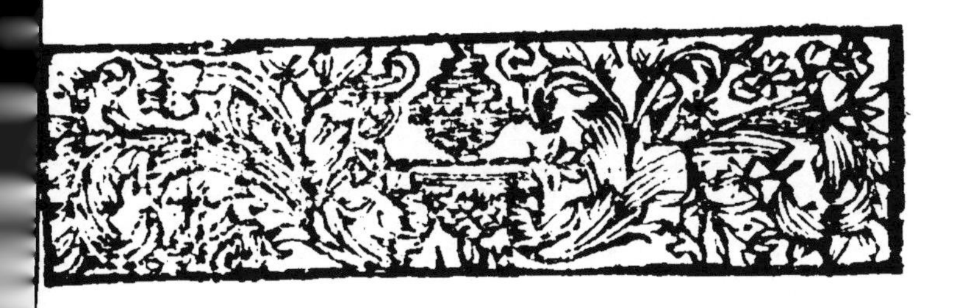

PREFACE.

J'Ai déja donné au Public quelques Ouvrages que j'ai traduits de la Langue Holandoiſe, entr'autres les Mémoires de Jean de Wit, Grand Penſionnaire d'Holande, & des Mémoires que j'ai composés ſur des particuliarités qui concernent nos Provinces & quelques Cours d'Allemagne, qui ont été aſſés bien reçus. J'ai composé le Livre de la véritable Babylone demaſquée ; c'eſt ce qui m'a encore excitée à traduire les Lettres ſuivantes, ſur tout les deux qui ont été écrites par la célebre Demoiſelle Anne-Marie Schurmans, ne pouvant mieux honorer la mémoire de cette incomparable fille, qu'en la faiſant connoître en

France, dont la Nation eſt naturellement doüée d'un goût ſi délicat, & où elle n'eſt connuë que d'un petit nombre de gens de Lettres : Elle a composé pluſieurs Ouvrages en différentes Langues, car Elle en ſçavoit juſqu'à dix-ſept, & poſſedoit toutes les anciennes Langues de l'Aſie ; Elle excelloit dans la Poëſie, la Philoſophie & la Théologie ; Elle étoit admiſe à la fameuſe Univerſité d'Utrect, Elle peignoit en Mignature, Elle gravoit au Burin & au Diamant ſur le Verre, & ſur le Cuivre, & avoit la réputation d'exceller dans les plus Nobles Arts d'entre les Méchaniques ; Elle ſçavoit de même la Carte des Païs dont elle parloit les Langues, & Elle auroit pû y voyager ſans avoir beſoin de Guide ni d'Interprete, & ce qui la faiſoit regarder davantage pour l'une des Merveilles de ſon Siecle & de ſon Sexe, c'eſt qu'avec une Science ſi ſuperieure, Elle étoit douée d'une parfaite modeſtie, ſans avoir le défaut aſſés ordinaire à notre Sexe, lorſqu'il ſe trouve partagé d'un eſprit au deſſus des autres. Mademoiſelle Schurmans poſſedoit un eſprit véritablement mâle, ſans jamais faire aucun étalage de ſon ſçavoir; tous les Etrangers de remarque qui voyageoient dans nos Païs, paſſoient à Utrect pour la voir par admiration & les Curioſitez de ſon Cabinet, comme on le voit dans les Voyages de Madame la Ducheſſe de Longuevillee allant à Munſter & de la Reine de Pologne, Ducheſſe de Nevers. Baile fait ſon éloge dans ſon Dictiõnaire; ces deux Lettres me ſont tombées fortuitement entre les mains, parmi les écris de M. Beevervvyk, dans un Traité qu'il a fait de la Peſte, ce qui a donné matiere à cette diſpute ſur la Prédeſtination: La premiere Lettre qui eſt d'un Miniſtre

Calviniste de Leyde, paroît du sentiment de Coccius, qui admet le libre Arbitre, qui est la même croyance des Armeniens, & Mademoiselle Schurmans, qui étoit de la même Secte de Calvin, paroît pencher vers les Sentimẽs de Voëtius, qu'Elle cite même dans sa Lettre; ce sont deux Partis opposés parmi les Calvinistes, qu'on appelle Cocciens & Voëtiens: Cette inegalité ne doit pas être étonnante parmi les Héretiques, puisque quand on s'est une fois forvoyé du droit chemin, on peut errer souvent: mais il est triste de trouver cette même discorde parmi la véritable Eglise, établie depuis tant de Siecles, par succession depuis S. Pierre.

On voit par la premiere Lettre, comment le Peuple abusé grossierement de cette ferme opinion de la Prédestination, les Turcs sont de ce même sentiment, ce qui fait que leurs Villes sont si souvent infectées de la Peste, puisqu'ils ne prennent aucune précaution pour l'éviter, l'on y voit perir des Familles entieres, sans qu'il en réchape un seul par cette superstition; il est arrivé en l'année 1577. dans la Ville du Caire, en Egypte, que la Peste y emporta dans 24 heures 24000 Personnes, quand la mortalité se met une fois parmi les Turcs elle cesse difficilement; dans l'année 1598. il mourut en Maroc, pendant quelque tems, tous les jours 4000 & quelquefois 6000 Personnes, les Villes duCaire & de Constantinople, sont la plus grande partie du tems, plus ou moins infectées de la Peste. M. de Busbeke, raconte dans sa 4me Lettre que, pendant qu'il étoit à Constantinople, en qualité d'Envoyé de l'Empereur Ferdinand, la Ville fût attaquée de la Peste avec une telle violence, qu'il mouroit tous les jours 1000 à 1200 Personnes ce

Ministre se trouvant dans une maison infectée, il pria le Grand Visir Rustan, qui êtoit gendre de l'Empereur Soliman, d'obtenir du Grand Seigneur la Permission de changer de logement, le Grand Visir l'ayant demandé, Soliman lui répondit, „ Quels sont les desseins de l'Ambassadeur, où veut-il aller ? ne „ sçait-il pas que la Peste sont des „ Traits tirés de la main de Dieu, „ qui ne peuvent manquer leur „ but; par tout où il poura aller, il „ n'en parrera pas les coups; s'il „ plaisoit à Dieu de me frapper, „ aucune retraite ne m'en pour„ roit garantir, il est inutile de fuir „ ce qu'on ne peut éviter, mon „ Serail n'est pas exempt de la „ Peste à l'heure qu'il est, & cepen„ dant j'y demeure, & je croi qu'à „ mon avis l'Ambassadeur fera fort „ bien de rester pareillement où „ il est, & M. Busbeke fut contraint de se conformer aux Régles de l'Alcoran, & de rester dans une maison infectée, il seroit à souhaiter que cette erreur & cet abandon de soi-méme ne se fût point glissé parmi les Chrétiens.

La prévoyance de Dieu n'ôte pas les moyens, au contraire elle ordonne de s'en servir, parce qu'ils servent à effectuer les resolutions de Dieu; par quelle raison ne seroit-il pas permis d'éviter la Peste, de même que l'on évite les persecutions de la Guerre & la Famine? quoiqu'on soit persuadé que Dieu conduit toutes choses, que même les cheveux de notre tête sont comptés: on ne condamne point la Famille de Jacob d'avoir quitté la Terre Sainte pour se sauver en Egypte, à cause de la Famine, ni David lorsqu'il évitoit la colere de Saül: rien n'est plus convainquant que le Chap. 27 des Actes des Apôtres, où S. Paul assure le Centenier, de la part de Dieu, qu'au-

cune Perſonne du Vaiſſeau ne periroit, mais voyant que les Matelots cherchoient à ſe ſauver du
Vaiſſeau, il dit au Centenier ſi ces
Gens ne demeurent nous ne pouvons nous ſauver : quoique S. Paul
ſçût que nul ne periroit, il n'igno-
roit pas que la conſervation du Vaiſſeau, devoit être effectuée par les
mains des Matelots, ce qui prouve que les moyens ſont compris
dans la Prévoyance de Dieu, bien
loin d'y être oppoſés, puiſque les
deſſeins de Dieu nous ſont incon-
nus, nous devons entierement
nous repoſer ſur ſa Providance, en
employant tous les moyens pour
conſerver notre vie & notre ſanté,
quand même nous ſerions aſſurés,
comme S. Paul, que Dieu nous
préſervera de la mort.

Je me ſuis un peu étendue ſur
une matiere, qui convient mieux
à des habiles Théologiens, qu'à
une perſonne de mon Sexe, ne

prétendant nullement atteindre au suprême sçavoir de Mademoiselle de Schurmans, c'est un Phenix qui se trouve rarement; l'avantage que j'ai sur Elle c'est d'être éclairée de la Lumiere de la vraie Foi, & qu'il a plût à Dieu de me tirer de mon Héresie; cette grace n'a pas été accordée à cette Sçavante Fille.

L'on m'a promis d'autres Ouvrages de Mademoiselle de Schurmans, à mesure qu'ils me tomberont entre les mains, j'en ferai part au Public.

J'ai ajouté à ces Lettres un petit Traité de M. Beevervvyk, Medecin & Echevin de la Ville de Dordrect, dont il envoye une Copie à la Demoiselle Schurmans; Elle en fait mention dans sa derniere Lettre: Je demande au Lecteur la même indulgence que j'ai demandée, dans les Prefaces de mes premiers Ouvrages; si toute la délicatesse de la Langue Françoise n'y est pas observée, il est assés difficile à une Etrangere, quelqu'application qu'elle ait à se perfectionner dans une Langue qui ne lui est pas naturelle, d'en connoître toute la délicatesse, sur-tout la Françoise, à la perfection de laquelle on travaille avec tant de soin; outre cela il est bien plus difficile de garder la reguliarité d'une Langue dans une Traduction, que dans un Ouvrage nouvellement composé: la premiere Régle de la Traduction, étant de conserver fidellement le sens de l'Original, & faute de cette attention on en trouve souvent de défectueuses.

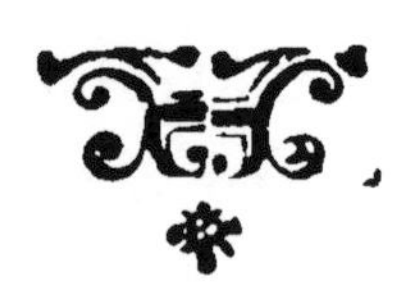

PREMIERE

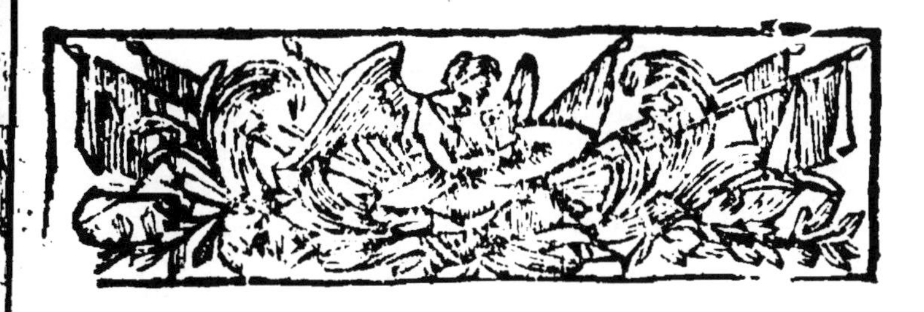

PREMIERE LETTRE
D'UN MINISTRE DE LEYDE.

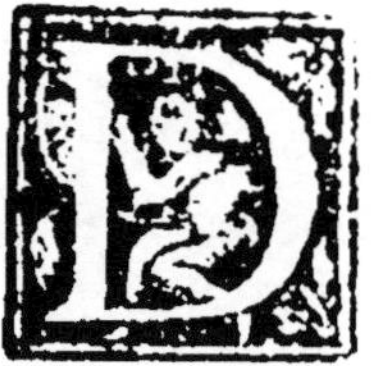

DIEU nous a à la fin regardés avec des yeux de pitié après avoir combattu long-tems avec la maladie : sa bonté nous en a délivrés dont nous lui rendrons graces éternellement. Il n'y a eu la semaine passée que 14. morts dans le Bourg : il s'étoit ajoûté à ce mal parmi le menu peuple une superstition ridicule : quelques-uns non contens de ce qu'on leur enseigne, épluchent les Saintes Ecritures, pour chercher à y pêcher des nouveautez, se sont ingerez, malgré la resistance de nos Théologiens, à persuader au peuple, que l'on ne devoit point éviter les personnes ni les maisons infectéées : que le mal ne se communiquoit que par l'imagination & la frayeur que l'on se formoit dans l'esprit ; cet erreur les a fait courir aveuglément dans toutes les maisons en ſorte qu'au commencement que je ſuis arrivé à ma Metairie, j'ai trouvé dans le Village plus de 80. maiſons attaquées : je me ſuis rencontré avec un Docteur qui leur avoit inſpiré cette fermeté. Il fondoit ſon ſentiment ſur ce que Dieu pouvoit tout ce qu'il vouloit, & que ceux qui en doutoient, pêchoient grandement, & n'étoient pas Chrêtiens.

Je lui répondis que perſonne ne devoit mettre en doute que Dieu ne fût toutpuiſſant, que les Turcs méme le ſoutenoient, que c'étoit le plus grand reproche qu'ils faiſoient aux Chrêtiens de ce qu'ils évitoient la peſte, & qu'ils ne connoiſſoient pas la Puiſſance Divine, que nous ſçavons parfaitement bien que Dieu pouvoit tout ce qu'il vouloit, mais qu'il ne vouloit pas toûjours ce qu'il pouvoit, ni même ce que nous voulions, & quoiqu'il pût tout, il n'arrêtoit pas le cours des choſes du monde, & qu'il ne conduiſoit point la nature ſuivant le bon plaiſir de l'homme ; que je ne conſeillerois point à perſonne de mettre ſa main dans le feu, dans la croyance qu'elle ne bruleroit point, parce que Dieu pouvoit tout ; que ce n'étoit point par des pareilles extravagances qu'on prouvoit le Chriſtianiſme ; qu'à la verité on étoit obligé de ſatisfaire à la charité Chrêtienne, mais que cette même charité avoit ses degrès, qu'il seroit inhumain d'abandonner ses proches parens & ses intimes amis en pareille occasion, qu'il étoit du devoir d'un Pasteur de ne point abandonner le soin des ames, & d'un Magistrat de soigner à la conservation de ses Bourgeois, que tous les Chrêtiens étoient freres, mais que cela n'empêchoit point que la maladie ne fût contagieuse, que s'exposer trop legerement étoit tenter Dieu, & que le fleau devenoit plus grand.

Mes raisons le mirent si fort en colere, qu'il en étoit hors de lui-même : il me demanda d'un ton violent si j'avois jamais lû l'Ecriture Sainte avec attention ? je lui répondis que je la preferois à tous les autres Livres, & bien, dit-il, lisez donc ce qui est dit dans le Pseaume 90 : *Vous ne craindrez point la fléche qui vole pendant le jour ou qui se glisse dans les tenebres, ni la mortalité qui ravage en plein midi :* je lui répondis que je n'avois jamais douté que Dieu ne fût au-dessus de la peste, & qu'il en garantissoit tous ceux qu'il lui plaisoit, mais que ce passage ne m'aprenoit point qu'elle ne fut pas contagieuse, & qu'il n'étoit pas permis de l'éviter ni de se precautionner par des remedes : que Dieu disoit aussi qu'un seul homme en battroit mille, que deux hommes en mettroient dix mille en fuite ; que cependant on ne conseilleroit à personne de s'aller battre contre mille hommes, ni à deux d'en attaquer dix mille, quoiqu'un Chrêtien ne dût point douter que cela ne soit possible ; que néanmoins il y auroit de la folie de l'éprouver d'un dessein premedité sans un exprès commandement de Dieu, comme il le faisoit connoître autrefois par ses Prophétes. Mes réponses déconcerterent un peu mon Docteur : il m'allegua pour toute conclusion le passage du même Pseaume ; *Car il commandera à ses Anges de vous garder en toutes vos voies ; ils vous porteront sur leurs mains de peur que votre pied ne heurte contre la pierre.*

Je lui demandai s'il avoit étudié dans une Ecole où le Diable eût été Recteur, puisque c'étoit le même passage qu'il avoit allegué au fils de Dieu dans le desert ? que je me servirois de la même réponse que lui avoit fait celui qui ne peut point errer : *Vous ne tenterez point le Seigneur votre Dieu* Notre dispute finit par là, & moi pareillement ma lettre. *De Leyde le 19. Juin 1636.*

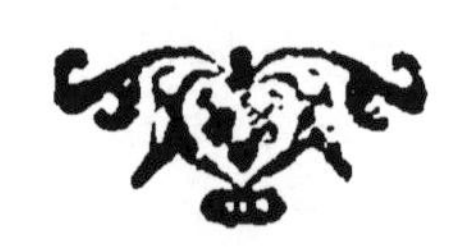

DEUXIE'ME LETTRE.

A la très-sçavante Mademoiselle Anne Marie Schurmans.

MADEMOISELLE,

L'Apôtre a bien dit, que la profonde sagesse de Dieu est impénétrable à l'homme; cela est prouvé par les limites de notre vie; c'est un point qui a causé beaucoup de disputes parmi les Théologiens, leur paroissant dur de croire que l'heure & le genre de mort de tous les hommes avoit été arrêté dès l'éternité, & entierement contraire à l'Art de la Medecine; c'est ce qui a excité ma curiosité pour suivre leurs pas par un grand desir de la verité. J'ai examiné les sentimens des plus sçavans; j'ai poussé cette recherche à un si haut point, qu'il m'a été impossible d'aller au-delà, mais comme j'ai trouvé en vous, Mademoiselle, un esprit si superieur & si pénétrant, & que j'ai vû par les lettres dont vous avez daigné quelquefois m'honorer, que vous vous attachez fortement aux choses divines, j'espere que vous voudrez bien embellir cet édifice, d'un frontispice de marbre: vous n'ignorez pas que plusieurs mettent une difference à ces bornes à l'égard de Dieu & de l'homme, & qu'elles sont immuables d'un côté & muables de l'autre, mais dites moi je vous prie, Mademoiselle, de quelle maniere qu'on le puisse distinguer, si ce n'est pas la même borne, du moment qu'elle finit notre vie? à quoi sert le muable, si l'immuable nous écrase & nous ôte la vie? je ne vois pas de quelle maniere on peut pénétrer ce mistere, & plus j'y veux faire des reflexions & employer toute la raison humaine, plus j'y trouve de difficulté, à moins que vous ne veniez à mon secours, vous en qui le Seigneur a placé une science divine & humaine, pouvez plus que personne donner des lumieres sur une question si délicate. Voilà pourquoi je vous prie de me parler de l'interieur de votre ame, comme dit Euripide de donner un jugement sincere, & d'éclairer ces tenebres par les lumieres de votre esprit. Tous ceux qui aiment veritablement la sagesse, en partageront avec moi la reconnoissance, & le plaisir pour le salut de celui qui ne considere rien tant au monde que de pouvoir avoir quelque part à votre sagesse, & à votre estime.

TROISIE'ME LETTRE.

Réponse à la precedente.

Votre derniere lettre, Monsieur, m'a donné autant de joie que de confusion de l'honneur que vous me faites de m'inviter à la recherche d'une question aussi delicate: à la verité, rien ne m'est plus glorieux que d'entrer en lice sous la conduite d'un aussi sçavant Maistre que vous, où toutes les veritez Celestes triomphent & remportent une entiere victoire: vous ne vous estes pas trompé de croire que mon plus grand plaisir consiste à m'exercer dans les études des divins Misteres, mais je rougis jusqu'au dernier point de l'excès de vos bontez qui m'attribue un sçavoir si supréme, comme si mon petit genie étoit capable de donner quelque éclaircissement sur un differend qui a été agité par les plus sçavans hommes de notre siécle. Si mes forces pouvoient égaler la bonne opinion que vous avez de moi, je mettrois un frontispice au-devant de ce beau bâtiment; mais une entreprise si temeraire feroit voir le peu de connoissance que j'aurois de moi-même ou bien une ignorance parfaite de l'importance de la chose; mais comme vous me pouriez soupçonner que je voudrois suivre les principes du sçavant Arcesilaus, qui doutant de tout, étoit d'opinion que pour conserver le nom de sçavant, il faloit suspendre son ignorance dans un certain équilibre, sans decider absolument d'aucune question. J'ai voulu répondre en quelque maniere, sur une demande aussi délicate que vous me faites, plûtôt pour exercer mon génie, que dans l'attente d'y trouver une explication veritable.

Vous me marquez que la pluspart mettent une difference aux bornes de notre vie, à l'égard de Dieu, & à l'égard de l'homme, qu'elles sont immuables d'un côté, & muables de l'autre, qui est la même doctrine de ceux qui disent que chacun a une destinée immuable par la resolution de Dieu, j'adhere volontiers à ce même sentiment par la vraisemblance que j'y trouve, comme une chose digne de la grandeur de la Majesté Divine, qui excite une admiration & un respect dans le cœur de l'homme qui se raportent entierement. Je pourrois dire ce que Ciceron disoit autrefois des Stoiques: la Doctrine des Stoiques, dit-il, est enchaînée d'une maniere que la fin se raporte au commencement, le milieu aux deux autres parties, & le tout avec le tout; ils voyent d'un clin d'œil tout ce qui peut y être contraire; & comme dans la Géometrie quand on est convenu du premier point, il faut convenir de tout le reste; il seroit très-agréable de s'étendre sur cette matiere si nous n'avions été precedés par plusieurs illustres sçavans qui nous ont marqué par leurs lettres, combien ils soutenoient les mêmes sentimens parmi lesquels se sont distinguez Westerburg, & sur tout Voëtius: ils ont allegué de si belles raisons, que quand j'ai tout examiné, je ne trouve rien qui puisse fournir de nouvelles étoffes, je ne laisserai pas néanmoins de vous exprimer les sentimens interieurs de mon ame, tels que vous me les demandez. Je reviens à la difficulté qu'on vous allegue que les bornes de notre vie sont muables d'un côté & immuables de l'autre, à quoi vous répondez, avec juste raison: à quoi sert cette difference, n'est-ce pas cette même borne? qu'importe qu'elle soit muable, si l'immuable nous écrase & nous ôte la vie: à la verité il paroît qu'ils veulent se jouer des paroles, & étourdir les oreilles des sçavans par des questions vaines; sçavoir si l'on examine la destinée en elle même à l'égard de la vertu agissante, sur quoi doit être appliqué le proverbe des sages, toutes choses puisqu'elles sont ainsi, doivent necessairement être, puisque la dispute n'est pas seulement de la destinée en elle même pour autant qu'elle subsiste sans la cause, mais ſur-tout à l'égard de la force & vertu de ſes cauſes, il ne ſera pas hors de propos de s'étendre plus amplement ſur ce qu'ils entendent par une borne immuable & muable.

Je m'imagine qu'ils prétendent que la fin de notre vie. eſt de l'ordre de la premiere cauſe; ſçavoir à la regarder du côté de la prévoyance Divine ſur les choſes à venir, ils la conſiderent en ce point comme immuable ; par le muable, ils entendent une mort dont l'heure eſt incertaine, qui n'eſt point limitée, qui eſt dans l'ordre des cauſes qui ſont libres & incertaines par elles-mêmes. Cependant quoique cette même borne ſoit comparée à la deſtinée immuable de la generale & premiere cauſe, & que par conſequent, la ſeconde cauſe qui y eſt attachée doive être certaine, ſans pouvoir être changée en aucune maniere ; néanmoins comme cette derniere eſt produite librement par une vertu propre, elle peut être appellée avec raiſon muable ; ce qui eſt expliqué par le jeune & ſçavant Docteur Thomas dans le 4. Livre de la prévoyance & deſtinée, où il écrit de cette maniere ; le dernier ouvrage ne ſuit pas le premier principe dans la neceſſité ou la deſtinée, mais la ſeconde cauſe, par la raiſon que la vertu de la premiere cauſe eſt conçûe dans la ſeconde, ſuivant la meſure de ce qui conçoit & non de ce qui eſt conçû; ſçavoir ils cherchent à prevenir cette erreur de ne pas croire que les cauſes du hazard, & ſur-tout celles qui proviennent de notre volonté, reçoivent quelque vertu par influence de la premiere qui eſt la ſource de toute liberté, comme l'a fort bien écrit le jeune Prince de la Mirandole qui fut nommé le Phenix & la joie des Muſes & le nourriſſon de la ſageſſe, & par un autre Phenix de ſon ſiécle, Joſeph Scaliger dans ſon 4. Livre contre les Aſtrologues, où il dit que le fatum ou la deſtinée expliqué Chrêtiennement, n'eſt qu'une ſuite des cauſes dépendantes de la reſolution de Dieu ſous leſquelles notre liberté ne court aucun danger, puiſque nous ſommes compris dans les cauſes, & que nous faiſons toutes choſes accompagnées de cette même deſtinée, ſoit que nous regardions cette prévoyance de Dieu, comme ſçachant toutes choſes avant leur accompliſſement, ou que nous obéiſſions à ſa ſainte volonté, il n'eſt fait aucun tort à la nôtre; car quant à la prévoyance, il dépend de nous de faire librement ce que Dieu a prevû que nous ferions de notre volonté, celle de Dieu étant que nous ferions les libres arbitres de notre ſort, nous en ferions les maîtres, quand même il nous en ôteroit la volonté.

Cela étant ainsi, il paroît que ce qui dit de chacun en particulier, se peut attri buer à l'un & à l'autre, & d'autant pl que sans cette distinction, la dignité l'ordre ne leur peut être conservez; ma vous y mettez le dernier neud: à quoi se le muable, si l'immuable nous écrase & nous ôte la vie; à quoi servira l'art d Medecins & leur prudence, l'usage des re medes, & les précautions du malade, si l destinée l'a condamné à la mort sans appel il faut avouer que nous ne comprenons pa bien en opposant à ceci uniquement la vo lonté de Dieu, ce que dit le plus sage de Rois dans ses Proverbes 21 & 30, est seu capable de détruire toute la resistance de hommes; que peut la sagesse des homme contre le Seigneur; les chevaux sont pre parez au jour de la bataille, mais la Vic toire vient du Seigneur: je dois joindre ic pareillement les paroles d'Aben Esra le plu sçavant des Rabbins qui explique le même sens plus amplement; *tous les sages conseil n'ôteront rien de la main du Seigneur*, & quoiqu'on aprête les chevaux au jour de la bataille pour pouvoir prendre la fuite, i n'est pas dans notre pouvoir de nous sau-ver ni de conserver la vie, car cette conser-vation appartient à Dieu, & il l'accorde à qui il lui plaît, il n'y a rien qui approche tant des regles de la Philosophe que convenir que Dieu ne peut surpasser son but & ses vûës, comme étant seul la principale cause qui est parfaite, comme dit le sçavant Seneque dans le IV. Livre des bienfaits au 7me. chap. la premiere cause dont toutes les autres dépendent, toutes choses doivent être attribuées à celle-ci comme à son point fixe, suivant le témoignage de S. Paul Rom. 11. 36. toutes choses sont de lui & par lui, à quoi est joint l'experience & l'opinion de toutes les Nations, sur quoi s'est fort étendu l'illustre M. Claude Faumaise, Chevalier & Conseiller du Roi de France dans une lettre qu'il vous a écrite, que tous nos sçavans esperent voir dans peu sous la presse. Je dois encore citer ici le beau proverbe de l'Alcoran, quoique ridicule d'ailleurs: Dieu triomphe dans toutes ses actions, quoique les hommes ne le comprennent pas: tous les Poëtes Gentils soutiennent pareillement que nul ne peut éviter sa destinée: le Poëte Grec Pindare, dit dans ses vers, que Dieu peut tout, que sa volonté preside, que c'est une folie de ne le pas croire; & le Galant Poëte même pour se moquer de ceux qui sont d'un sentiment contraire, dit: Qui est l'homme assez insensé qui souhaiteroit changer la resolution de Dieu, il n'y a aucune Puiſſance ſur la terre qui en puiſſe arrêter le Cours un ſeul moment, ils ont même pouſſez plus loin comme Adraſte dans l'Euripide: O! Dieu qu'eſt-ce que l'hôme & toute ſa ſageſſe, nous ſommes uniquement dépendans de vos volontez, le ſignal de vos yeux conduit tout ſans que nous puiſſions faire autrement: l'illuſtre Poëte Simonides s'eſt aſſez approché de nos ſentimens quand il dit: Tout ce que font les hommes eſt entre les mains de Dieu, il peut tourner à bien ce que nous croyons mal: nous n'avons point de volonté, & quand nous formons des projets, il coupe le fil de notre vie.

Il eſt à remarquer qu'en tems de guerre & de mortalité que ceux dont le cœur n'eſt point reſigné à cette prévoyance de Dieu, ayant pû prendre des précautions plus ſalutaires pour la conſervation de leur vie, autres que celles auſquelles la deſtinée les a conduits malgré leur ſentiment; c'eſt ce que les plus habiles Hiſtoriens ont remarqué que lorſqu'ils ſe ſont attachez à la deciſion d'une affaire ils tombent dans notre ſens: vous n'ignorez pas ce que dit le plus ancien des Grecs: Ce qui nous doit arriver de la main de Dieu, l'homme ne ſçauroit le parer, la même choſe eſt exprimée par l'incomparable Ecrivain de l'Hiſtoire de l'Egliſe Nicéphore dans son 7. Livre, que la providence de Dieu n'agissoit point également avec la conduite de l'homme, & que s'il s'ensuit un mauvais succès contre son attente, que pour lors un homme sage ne l'est point, la force abandonne les plus courageux, les plus habiles conseils n'effectuent rien, & les plus beaux jours ont une honteuse fin.

Tous les exemples citez dans l'Histoire, nous font voir qu'on ne peut en aucune maniere avec toute la sagesse du monde changer la moindre chose des arrêts de la destinée. Tite-Live raconte dans le 8. Livre de son Histoire Romaine d'Alexandre le Grand, que quoiqu'il eût pris toutes les précautions pour ne point aller à l'endroit où on lui avoit predit qu'il mourroit, il n'a pû éviter d'y aller mourir: cet Auteur se sert même du proverbe si generalement connu, *qu'en voulant éviter le peril, on tombe dans sa destinée*, ce qui ne differe point avec ce que dit l'Historien Grec Herodien de son Macrin voyant que tout tendoit à une prompte ruine pour cet Empereur, il conclud de cettte maniere, *Il a été arrêté par la destinée que le Prince Macrin après avoir vécu une année dans la joie & la prosperité, devoit perdre la vie & l'Empire*; mais je retourne à l'Histoire Divine à laquelle on ne peut contredire:

il y a un passage remarquable touchant le Prophére Roi, dans les Actes des Apôtres ch. 13. v. 36. *David ayant servi son tems au dessein de Dieu, il mourut & fut mis avec ses peres*, par où nous pouvons conclure que le tems de notre vie avec son cours, est écrit là haut, & qu'il dépend à l'égard de sa certitude de la volonté du Grand Dieu. Mais quelqu'un pourroit dire que le mot *Genea* dont on se sert dans cette expression a plusieurs autres significations, que le tems des hommes : nous ne desavouons point qu'on s'en peut servir dans un autre sens, mais il paroît par le texte que ce mot signifie ce que nous avançons, puisque l'Apôtre parle de la vie & de l'enterrement de David, & dans d'autres passages de la Sainte Ecriture, le tems de notre vie est exprimé par le même mot, comme dans les mêmes Actes des Apôtres ch. 14 v. 16. & 8. v. 33. & pour marque qu'il ne signifie pas un tems non limité, il y est ajoûté le mot *Idia*, qui veut dire son propre, sçavoir le tems, par où l'on voit clairement que l'homme voudroit détruire en vain ce que Dieu a résolu; mais comme la principale question roule si Dieu a arrêté de l'Eternité toutes les choses à venir, soit ce qui arrive du hazard ou par necessité, & si ce qu'il a une fois resolu, il ne pourroit pas même le changer, j'exprimerai mes sentimens d'une maniere plus étendue, & afin de ne point ennuyer par des recherches trop curieuses, je m'arrêterai à un passage de l'Ecriture qui servira pour tous les autres, c'est le chap. 46. du Prophete Isaie, où Dieu nous parle de cette maniere : *Je suis Dieu, & nul autre Dieu qui n'a pas son pareil, qui annonce tout ce qui arrivera ci après, & avant que toute chose arrive, & que mon conseil subsistera, & je fais tout ce qui me plaît :* qui est-ce qui ne comprend pas ici que ces trois choses sont enchaînées ensemble ? la certitude de la prévoyance de Dieu, l'immutabilité de sa résolution, & la puissance de l'executer ; celui qui se relache ici dans la moindre chose perd tout, car par ces trois vertus, ce puissant Créateur & Maître du monde, veut être distingué des Idoles ; ce seroit donc une grande erreur de vouloir séparer la resolution & la prévoyance d'avec l'execution de cette résolution, ce que le Philosophe disoit autrefois des vertus morales qu'elles sont entrelassées comme une guirlande, se peut appliquer avec bien plus de raison, aux vertus Divines ; car d'où provient la certitude de la prévoyance, si nous ne concluons point de cette maniere, cela seroit-il produit par l'avenir, par les faits du hazard ; mais tout ce que le hazard produit, est fort incertain avant son évenement, & n'est point arrêté, puisqu'une chose ne sçauroit se fixer pendant qu'elle n'est point, cette production se pouroit-elle faire par la prévoyance même, mais suivant ces mêmes sentimens, ce n'est pas encore une cause de certitude des choses à venir non-plus que notre connoissance des choses passées, & même qui subsistent actuellement. Le Docteur Thomas d'Aquin nous represente assez distinctement combien notre connoissance humaine differe de la connoissance Divine p. 1. q. XIV. Art. VIII. les causes naturelles font un milieu avec Dieu & notre connoissance humaine; car nous tirons notre connoissance des causes naturelles dont Dieu par son Esprit est le principe & la source, & autant que les causes naturelles sont au-dessus de notre connoissance, la connoissance de Dieu surpasse les causes naturelles, de la même maniere qu'un Edifice est entre l'Architecte qui le construit, & celui qui en juge après qu'il est achevé.

Il est donc bien juste que nous adorions avec cette Colonne de l'Eglise S. Augustin: Ce Dieu qui a établi un commencement & une fin à la nature, qu'il a créé de lui-même, qui connoît les causes de tout, qui les possede & les conduits; & comme il dit encore dans un autre paſſage, Qui agit ſuivant ſa volonté qui eſt éternelle avec ſa prévoyance, & il a tout ce qu'il ſouhaite au Ciel & ſur la terre, & a fait ce qui eſt paſſé, le preſent & l'avenir.

C'eſt encore une grande erreur d'attribuer le changement à la reſolution de Dieu; c'eſt à ce ſujet qu'on peut appliquer ce que dit le Poëte Homere quand quelque choſe arrive, que la volonté de Jupiter eſt accomplie, comme il l'explique par ſes vers en ce même ſens, Que tout ce que les hommes veulent, ne ſont que des chimeres, que la déciſion vient de Dieu.

Tout le monde convient que le changement de volonté eſt une grande imperfection, puiſqu'il ne peut provenir que d'un eſprit inconſtant, ou bien qu'on ait ignoré ce qu'il y avoit de meilleur, étant impoſſible que celui qui connoît toutes choſes avant leur évenement, puiſſe avoir heſité à choiſir la meilleure ſans qu'il ait beſoin de changer, & de vouloir dans un tems ce qu'il n'a pas voulu dans un autre, ſuivant la demande de Seneque dans le premier Livre des queſtions naturelles, où il traite de la nature de Dieu, Si c'eſt une diminution de Majeſté & un aveu d'imperfection, d'avoir fait quelque choſe qu'on doit changer; il conclut de cette maniere:

Il est necessaire qu'une même chose lui plaise toûjours ; car il ne peut choisir que la meilleure, & il n'en est pas moins libre ni moins puissant, car pour lui-même il n'a besoin que de lui-même.

A quoi se raporte pareillement ce que le Philosophe dit de la simple nature, qu'elle prend toûjours un seul & unique plaisir ; la verité en est claire, que Seneque s'en raporte même au jugement de ses parties, Vous dites que le sentiment d'un homme sage ne peut changer, par consequent celui de Dieu bien moins ; car un homme ne suit que le present, mais tout est present devant Dieu, au II. Livre de ses demandes naturelles ch. 36. & ce que dit Platon au II. Livre de son Gouvernement Civile au sujet que Dieu ne change point : il demande s'il change en plus beau ou en parfait, ou change-t-il en pire qu'il étoit, & répond en même tems : S'il change, il faut que ce soit en pire puisque Dieu est parfait en vertu & en beauté. Il demande ensuite, Cela étant peut-on croire que Dieu voudroit se changer en pire, & répond : Cela est impossible que Dieu voudroit changer, puisqu'il est le plus beau & le plus vertueux, étant éternellement & purement dans son même état. Si l'on vouloit comprendre que cet Auteur parle plûtôt de la face de Dieu que de sa volonté, c'est de quoi je ne voudrois pas disputer, mais je voudrois que l'on convînt en même tems que ces deux choses sont la même & ne sont point separées dans la Divinité, car les Chrêtiens ne doutent nullement de ce que dit S. Hilaire : Tout ce qui est en Dieu est Dieu, & tout ce qui est en lui est une même chose; & sans m'arrêter davantage à ceci, suivant l'Apôtre Saint Jacques ch. 1. 17. où il dit du Pere des lumieres qu'il n'y a pas le moindre changement en lui ni ombre de changement, même les Gentils soutiennent que Dieu execute fermement ce qu'il a resolu, comme le dit Pindare par ses vers, Que peut l'homme, si Dieu l'a autrement resolu, tout se conduit suivant sa volonté.

Cette opinion est si generale & soutenue par des raisons si convainquantes, qu'il est inutile d'en alleguer davantage : je sçai bien qu'il y en a beaucoup qui disputent de quelle maniere Dieu gouverne tout à sa volonté, mais je trouve que cette question ne peut être mieux expliquée que ce qu'en dit le Comte de Mirandole : Il est certain que Dieu a sçû d'avance notre volonté & même l'a resolu ; & lorsque Gregoire de Nisse & Damascene paroissent nier ce sentiment, ce n'est que pour soutenir que tout se conduit selon la volonté de Dieu, mais que notre choix & libre volonté sont compris sous cette même direction, & que le succès de nos pensées & de nos projets, de même que les cœurs des Rois & de tous les hommes, sont entre les mains de Dieu, qui gouverne tout à sa volonté: à la verité il faut avouer que l'homme ne peut comprendre de quelle maniere cette vertu admirable de la prévoyance Divine opere sur la volonté de l'homme, en sorte qu'il se conduit volontairement dans l'accomplissement des résolutions de Dieu; mais qui poura dire que l'esprit humain donne une juste mesure à toutes choses, & que l'on n'y doit pas ajoûter une ferme croyance, parce que cela surpasse le génie de l'homme, dont nous remarquons la petitesse jusque dans la moindre chose: ceux qui montent une montagne inaccessible, redoublent leur précaution, lorsqu'en jettant les yeux en bas ils en considerent le terrible precipice; de même quand nous voudrons pénétrer fort avant dans des choses qui nous peuvent mener à des erreurs sans fin, nous devons nous attacher à la simple verité, pour ne point étouffer dans ce precipice des mysteres cachez comme nous le décrit fort bien notre ami Colvius au commencement de sa lettre.

Ayant suivi jusqu'ici ce qui regarde la Religion, je toucherai en peu de mots de de la maniere que cette Théologie se peut rapporter avec la Medecine, à quoi vient à propos les sentimens de ce Philosophe qui dit, Que toutes choses ont deux faces, & qu'il y a une grande difference laquelle des deux on prendra la premiere ; & quoique le sentiment où nous penchons, qui est celui que vous cherchez à combattre paroisse un peu dur, il surpasse de beaucoup le premier par toutes sortes de raisons, il soutient qu'aucun Art ni précaution puisse prevenir ce que Dieu a resolu, qui doit arriver, que cela soit, cela ne fait aucun tort au profit ni à la gloire des Medecins, puisque veritablement leur Art ne tend point à vouloir détruire les résolutions cachées de Dieu, mais pour moderer la violence des maladies, apaiser les douleurs, reveiller les forces naturelles, & pour découvrir les indices d'une mort prochaine, notre conscience nous oblige de conserver notre vie & d'y employer tous nos soins, comme un precieux don de la main de Dieu. J'ajoûterai ici la remontrance de Ciceron qui écrit dans les songes de Scipion: Tout homme craignant Dieu doit conserver son ame à la garde du corps, & il ne la doit separer de la vie que par le commandement de celui qui la lui a donnée. Outre cela l'experience nous apprend que les malades de tout âge nonobstant tous les soins des plus habiles Medecins, & toutes les précautions possibles viennent à mourir, nous n'en estimons pas moins ces fameux Maîtres de l'Art : Esculape, Hypocrate & Gallien, quoique nous ne les adorions point comme des Dieux, ainsi que les anciens Gentils, mais nous leur témoignons bien plus d'honneur lorsque nous les considerons comme les instrumens qui aident à l'Auteur de la nature & de la vie ; & de quelque maniere que les choses puissent réussir, nous en jugerons toûjours bien en leur faveur ; si elles ont un bon succès, nous reconnoîtrons par leur soin la main & la Benediction de Dieu ; si cela réussit mal, nous conviendrons de ce que dit le Grec Naziance, que tout le travail est inutile, si Dieu ne veut pas qu'il opere, il nous a tous commis le soin de satisfaire au devoir de la charge à laquelle il nous a destinés, & de nous tenir en repos après cela, puisque c'est sa Sainte volonté, qui ne peut vouloir que ce qu'il y a de meilleur, écoutons la divine leçon du sage Epitecte. *J'aime mieux ce qui plaît à Dieu, que ce qui me plaît, je serai attaché à lui, comme un serviteur & un imitateur, je ne demande que lui, je n'aspire qu'après lui, & pour tout dire en un mot, tout ce que Dieu veut je le veux.*

Voici

Voici le veritable Port contre les troubles & les inquietudes qui nous met à l'abri des vents & des orages; voici la veritable borne sur laquelle je repose mon esprit & ma plume : portez-vous bien avec votre incomparable épouse, & vos chers enfans, & sur-tout celle de vos filles que vous avez vouée à la sagesse, & à la connoissance des Langues : je prie Dieu tout puissant de vouloir donner sa Benediction sur une si louable entreprise, afin de donner l'exemple à d'autres pour l'imiter, & que plusieurs puissent connoître combien est vaine & peu durable cette vie passagere. *A Utrecht le 8. de Février 1639.*

QUATRIE'ME LETTRE.

A la Noble & Sçavante Demoiselle Anne-Marie Schurmans, sur ce que Dieu s'est servi de Terre & de Salive, pour guérir l'Aveugle.

MADEMOISELLE,

Dans le moment que j'hesitois d'interompre vos Divines occupations, par mes petits Ouvrages, on m'a envoyé de Rome les Vers qu'on y a fait imprimer à votre louange qui m'ont été dediés, & c'est sous leurs auspices que je me suis hazardé de vous envoyer un petit Livre que j'ai composé, pour l'introduction des Médicamens d'Hollande, dans lequel je prétends prouver que la Providence de Dieu a donné à chaque Pays, de quoi se nourir & conserver la santé, & qu'il est inutile que nous allions chercher si loin des Simples & des Medecines pour nous guérir, puisque nous en avons suffisamment chés nous, je sçai que plusieurs ne seront pas de mon avis, de ceux qui estiment mieux les mauvaises choses qui viennent de loin que les meilleures qu'ils ont chez eux, mais je serai content pourveu qu'il soit approuvé des gens de bon goût & sur-tout de vous, Mademoiselle, dont j'estime l'approbation par dessus tous les autres; j'ai pris un si grand plaisir à cet Ouvrage, que je m'y suis appliqué sans rélache, jusqu'à ce que je l'aye fini: Quelle est votre occupation à present? vous qui ne pouvés être oisive, quand même vous le vouderiez, suivant le sentiment de notre Professeur Lipsius: Tous les honêtes gens cherchent à s'acquerir un nom dans le monde, mais s'il devient trop élevé & trop éclatant, il est à charge; on est en quelque maniere obligé de le soutenir, & par consequent, Mademoiselle, vous vivez pour la gloire de votre nom, & non pour vous même, vous devez soutenir le Jugement de ceux qui l'élévent jusqu'au nuës, avec juste raison, j'ai quelques écrits qui sont des Lettres de plusieurs Sçavans, consistans en Demande & Réponse; & pour rendre cet Ouvrage plus parfait, il seroit necessaire d'y voir paroître le nom de Schurmans: j'en ai tiré cette question: Après que le Sauveur eût guéri plusieurs Maladies incurables, les unes par une parole & d'autres par son attouchement, & même ressuscité des morts, par quelle raison s'est-il servi d'une espece de composition pour rendre la vûë à l'Aveugle? L'Evangeliste S. Jean dit, *Comme le Seigneur rendit la vûë à un Aveugle de naissance, en lui ayant frotté les yeux avec sa salive mêlée avec de la terre.* Je m'étenderai un peu sur cette matiere, afin de vous exciter davantage d'entrer en raisonnemens. M. Grostius, en faisant ses reflexions sur ce qu'il étoit né aveugle, que naturellement son mal étoit incurable, puisque cet homme n'avoit jamais joüi de la vûë & même étoit privé de toutes les membranes qui donnent la vuë, suivant les sentimens de plusieurs Peres de l'Eglise, comme l'a fort bien décrit l'incomparable Heinsius dans son

Ariſtarcho Sacro, & l'Evangeliſte l'explique à peuprès de la même maniere; Jean 9. & ceux qui l'avoient connu auparavant étant aveuglé diſoient, *N'eſt-ce pas celui qui demandoit l'aumône*, les uns diſoient *c'eſt lui*, autres diſoient: *Il lui reſſemble*, mais il leur dit: *C'eſt moy-même*; Ils lui diſoient, *Comment eſt-ce que vos yeux ont été ouverts*, il repondit, *Le nommé Jeſus a frotté mes yeux avec de la boue*, me diſant, *Allez vous laver dans le Bain de Siloé, je me ſuis lavé & incontinent j'ai vû*: ils l'avoient vû aveugle, par où les SS. Peres entendent qu'il n'avoit point des yeux, apparemment que par la grandeur de leur foi, ils ont voulu élever davantage le Miracle.

Cependant le mot *Tuphlos* ou Aveugle, dont l'Evangeliſte ſe ſert, n'eſt jamais expliqué chez les Grecs pour *Anomatos*, qui veut dire, ſans yeux, les Juifs ne lui demandoient pas d'où ſont venus vos yeux, mais comment vos yeux ſont-ils ouverts; donc ils ne pouvoient être ouverts s'il n'avoit eu des yeux, & l'Aveugle dit, *il a frotté mes yeux*; s'il n'avoit pas eu des yeux il n'auroit pas parlé en ces termes. Les SS. Peres croyent, comme Dieu a créé le corps de l'homme de la Terre, que pareillement le Sauveur pouvoit avoir créé des yeux de la Terre, mais l'Evangeliſte n'en convient pas, & nous ne lisons en aucun endroit que le Sauveur ait créé quelques endroits du corps, cependant S. Cyprien dit ; *Que le Seigneur s'est servi de salive, pour moüiller la terre*, qui étoit fort séche dans ce Païs là & qu'il n'y avoit point d'eau aux environs, & bien loin qu'il y pût avoir quelque vertu, dans une pareille composition, la terre est tout-à-fait contraire à la vûë ; c'est ce qui fait voir la grandeur du Miracle : Quoique le Medecin Espagnol Pereda, prétende que la terre, mêlée avec de la salive a la vertu de purifier, déssecher & dissoudre les humeurs ; & Pline dit pareillement 15. & 19 *qu'elle déséche les humidités* : Mais avec toutes ces vertus, ce remede seroit trop foible pour rendre la veuë à un Aveugle, je soumets cette question, Mademoiselle, à votre jugement éclairé.

A Dordrecht le 21 Mai 1642.

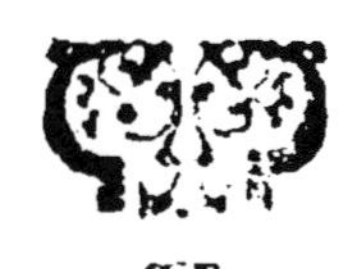

CINQUE'ME LETTRE.

A M. De Bevervvyk, premier Medecin & Echevin de la Ville de Dordrect.

MONSIEUR,

Vous m'accablez si souvent de vos presens, que j'ai hesité longtems si je devois vous en marquer ma reconnoissance simplement par une Lettre, mais m'étant souvenu des mots de Seneque, Qui s'empresse de rendre promptement n'a pas les sentimens d'un homme reconnoissant, mais d'un débiteur, mais j'espere que l'occasion se presentera que quoique je ne puisse rendre don pour don, du moins pourrai-je me laver de la tache d'ingratitude, ne croyez pas cependant que je prétende rester quitte avec vous, quoique par une honnêteté attirante vous cherchez à prévenir que je ne sois plus votre débitrice, c'est ce qui vous trompe, le même sçavant dit, que celui qui ne veut pas recevoir des nouveaux bienfaits, est faché de ceux qu'il a reçus ; j'ai grand desir d'examiner votre introduction des Remedes d'Hollande, que vous avez nouvellement composée, je ne doute pas que vous n'ayez trouvé un grand plaisir à cet Ouvrage, puisque la Divine Providence se manifeste si visiblement & fait paroître aux hommes ses merveilles, vous me demandez à quoi je m'occupe, je vous dirai franchement que mon Jardin a été toute mon occupation cet été; vous me direz que ce n'est pas là pour établir un grand nom, à la vérité je n'en sçai rien, mais je puis vous dire que cela ne m'a pas seulement divertie, mais que j'en ai tiré de grandes utilités à examiner les admirables ouvrages de Dieu, je n'ai jamais ambitionné un grand nom, & si on me l'a attribué malgré moi, je n'aurai aucun regret de le perdre, pourveu que je me puisse attirer l'estime d'un petit nombre d'honnêtes gens, je m'estimerai assés glorieuse: vous mettez une nouvelle matiere sur le tapis pour exercer mon petit genie, ce qui est un pur effet de vos bontés à mon égard.

Vous réiterez la demande, puisque le Seigneur avoit gueri plusieurs Maladies incurables, par une parole ou par son attouchement, pour quelle raison il s'est voulu servir d'une espece de composition pour guérir l'Aveugle? Si je possedois la modestie de Socrate, je répondrois avec ce Sçavant: *Je n'en sçai rien de certain*, voilà tout ce que je sçai, puisqu'il paroît que ces marques exterieures, soit qu'on s'en soit servi, soit qu'on les ait omises, n'ont point d'autres but que de nous manifester les pouvoirs de celui qui étoit envoyé du Ciel, par des marques visibles, & ce seroit battre l'eau, pour ceux qui prétenderont trouver des raisons sur chaque cause, quelques anciens ont donné lieu à ces disputes par leurs explications, ne se souvenant point de la remontrance de l'Apôtre, de ne point s'étendre au-delà de ce qui est écrit; j'aprouve fort ce que dit le Grand Scaliger.

Nescire velle quæ Magister maximus
Te scire non vult, erudita inscitia est.

Ce que veut dire ne pas vouloir connoître ce que le plus grand des Maîtres n'a pas voulu que nous sçussions, est une sçavante ignorance : cependant s'il nous est permis de lâcher un peu la bride aux raisonnemens humains, nous pourions croire que comme il a plû au Sauveur de se servir de plusieurs manieres d'agir, parceque ces marques exterieures, s'ils avoient toûjours été les mêmes & auroient pû causer quelque superstition parmi les hommes, où ils étoient naturellement enclins, au lieu qu'on doit tout attribuer à la Puissance Divne; & pour toucher davantage au but, il faut croire que le Seigneur s'est servi d'un remede tout-à-fait opposé à la guérison de la vûë, pour prouver visiblement qu'il agissoit par dessus la nature, & pour éprouver la foi du malade, à quoi on peut appliquer les paroles de l'ancien Pere Chrysostome lorsqu'il dit que quand il fut commandé à Naaman de se laver dans la Riviere du Jourdain si renommée par le Prophete Elisée, il ne crut point, mais, dit-il, l'aveugle ne manqua point de foi, & ne murmura point en s'imaginant que la bouë ne pouvoit point le guérir, & qu'elle étoit contraire a la vûë. Il y a des fameux Théologiens qui pretendent que cette maniere de guérir avec de la terre, a representé la premiere création de l'homme, je m'opose moins à ce sentiment, qu'à celui de l'ancien Pere Cyprien, qui croit que le Sauveur à créé des yeux à l'aveugle, quoique nous convenions de plusieurs miracles sur la vertu de la Création & la guérison des maux de naissance, qui étoient incurables; mais je ne vois aucun sujet pour adherer au sentiment de Saint Chrysostome, qui decide de cette maniere; il n'a pas seulement fait des yeux, il les a ouverts, mais il leur a donné la vûë, ce qui prouve qu'il pouvoit donner l'ame; car si la vertu de l'ame n'agissoit point, quand l'œil seroit dans le meilleur état du monde, il ne verroit point, tellement qu'il a donné à l'aveugle la vertu de l'ame avec les nerfs, les veines, le ſang, & tout ce qui étoit neceſſaire à la partie ; qu'eſt-ce qu'il veut dire autre choſe ſi non que cet aveugle n'avoit point des yeux dont je ne trouve aucune trace dans la Sainte Ecriture, & que même cette nouvelle création n'eſt aucunement neceſſaire pour relever la grandeur du Miracle ; c'eſt une aſſés grande merveille d'avoir ôté à l'inſtant les empêchemens de la vuë, ſoit qu'elles provinſſent par des cauſes naturelles ou autrement ; d'avoir, par un Remede ſur-naturel, donné la vuë à celui qui en étoit privé par la nature ; & bien loin de ſoûtenir ce premier ſentiment, la Sainte Ecriture dit clairement, *Qu'il s'étoit allé laver dans les Eaux de Siloë pour s'ôter la boüe de deſſus les yeux* : je ne comprends donc pas comment une ſi grande Lumiere de l'Egliſe s'eſt pû méprendre ſi fort en ce point, à moins que le Siecle de ce tems-là ne permît des expreſſions ſi fortes & toutes extraordinaires, pour faire comprendre à ces nouveaux Chrétiens, nouvellement tirés du Paganiſme, & pour leur apprendre la verité, par une éloquence recherchée, comme le dit S. Jérôme, en parlant de lui-même, *Nous avons plaidé*, dit-il, *& pour ainſi dire joüé de l'Eloquence* : il ſeroit donc dangereux de vouloir juger véritablement des ſentimens de ces Grands Hommes.

Ils allèguent à la fin de leur diſpute, s'il n'y a point dans cette compoſition quelque Remede pour la guériſon, & entr'autres le Fameux Valeſius, qui appelle ſouvent vôtre Art à ſon ſecours, comme une Déeſſe bien faiſante, particulierement quand il parle de la guériſon de Naaman: la vertu de Dieu a operé, ce qu'on n'auroit pas fait ſi l'on avoit confié la choſe uniquement à la nature, pour un mal ſi enraciné qu'il étoit devenu incurable, cependant la guériſon avoit quelques principes du naturel, car il n'y a pas de meilleur Remede pour la Galle & la Lepre, que de ſe baigner ſouvent dans des Rivieres courantes & rapides.

Mais pour donner quelque pouvoir à la cauſe naturelle, il faudroit qu'elle eût été devancée par des préparations, qui n'auroient rien de commun avec ce qu'il y avoit de merveilleux dans le Miracle, comme dit Pic dans ſes Délices du Monde Sçavant, dans ſon 4 ne Livre contre les Aſtrologues; *Il y auroit une grande folie de croire, qu'il ſe puiſſe operer des effets au deſſus de la nature, par la vertu de la nature même.* Et dans un autre endroit, *Car l'ordre que Dieu a établi, ſuivant le cours de la nature, est si borné dans ses Limites & si different des choses qui arrivent par la vertu & la volonté de Dieu, que si on ôtoit la force de cette même vertu, il ne resteroit rien de trop ni de trop peu.* Et quoique nous pourrions convenir par l'Exemple de Naaman & d'Ezechias qu'il s'y seroit joint quelque vertu de la nature, je ne vois pas que ce sentiment puisse avoir lieu à notre sujet, & quelque raisonnement que nos medecins veüillent faire, sur la bouë & la salive, & de ses vertus pénetrantes, purifiantes & desechantes, ils resteront toûjours dans la bouë quand ils y voudront chercher un remede pour donner la vuë : Je ne citerai, pour les convaincre entierement, que la force de cette vertu, quand le Sauveur guérit le sourd, en luy mettant ses doigts dans ses oreilles & le Muet en touchant sa langue avec de la salive, ce qui détruit entierement l'idée de la vertu Medecinale, tellement que si l'on accordoit ce different suivant mon sentiment, je conclurois avec S. Ambroise qui dit, *Que l'Aveugle né ait été guéri, n'est pas un effet de l'Art mais de la Puissance:* car le Seigneur a donné la santé, mais il n'a pas exercé la Medecine.

J'ay vû la Lettre de M. Shingelandt, de même que les Vers Italiens qui ont été imprimés à Rome, dont je loüerois beau-

coup

coup les belles expressions de l'Art Poëtique, si cet Appelles eût pris un objet plus digne de sa Science ; je ne dirai rien pour excuser mon long silence, puisque plusieurs petites Affaires m'empêchent souvent de satisfaire à mon devoir ; mais si cette faute se peut reparer par un grand caquet, je croi vous avoir pleinement satisfait. Je vous salue, Monsieur, avec tous vos amis.

A Utrecht le 24 Octob. 1644.

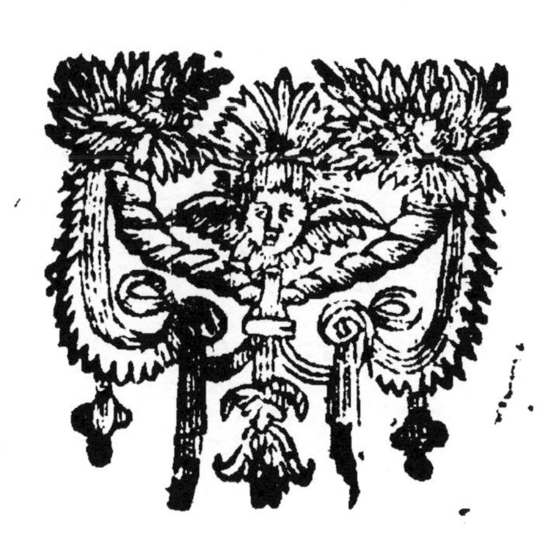

INTRODUCTION AUX MEDICAMENS D'HOLANDE.

Par M. de Beeverwyk, Medecin, Chirurgien & Echevin de la Ville de Dordrecht, par où il prouve que chaque Païs est pourvû des Simples necessaires pour la guérison de ses Habitans, enseignant en même tems la maniere de parvenir à la connoissance des vertus des Simples.

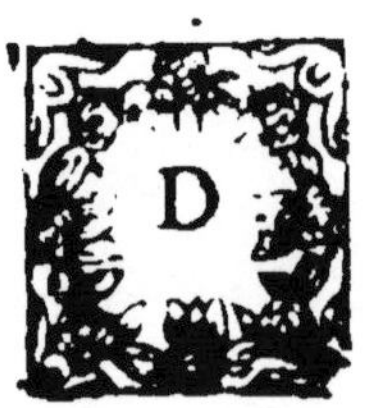

DIEU a donné à chaque Païs de quoi subsister, sans le secours de ses Voisins : cette verité est éprouvée par toutes les Nations. Dans l'Orient, où les chaleurs sont excessives, l'air est rafraichi par des Vents qui souflent en certains tems de l'année : dans l'Egypte où ils n'ont point de

Pluies, le Nil se déborde tous les ans pour arroser leurs Terres, après quoi il rentre dans son Lit. Lucain dans son VIII. Livre.

Terra suis contenta bonis, non indigna mercis,
Aut Jovis in solo tanta est fiducia Nilo.

C'est ce qui fait l'unique esperance des Egyptiens, & rend leurs Terres plus ou moins fertiles, suivant qu'il déborde peu ou beaucoup.

De pareils débordemens nous seroient très-nuisibles, ils ruineroient nos Terres : voilà pourquoi le Seigneur nous envoye des Pluyes en abondance. Dans le Nord, où les froids sont extrémes, ils sont pourvû de toutes sortes de Peaux de Bêtes Sauvages pour se vétir : ils ont du bois en abondance pour se chauffer : dans nos Pais, où nous navons point de Forêts pour nous fournir de chauffage, nous avons des Terres dont nous faisons des Tourbes pour y suppléer, ce qui paroît si étrange dans les autres Païs, que j'ai trouvé à Bâle, en Suisse, chez le Docteur Plater, deux Tourbes qu'il conservoit dans son Cabinet de Curiosités, comme une rareté.

Dans les Païs où il ne croit point de Bled, ils ont du Ris, d'autres font du Pain de Chataigne, ou de quelques Racines nourissantes.

La ſauce du Pain & de toute autre Viande c'eſt le Sel qui nous eſt ſi neceſſaire, qu'on eſtime qu'on ne peut vivre ſans le Sel & le Soleil, *Sol & Sal.* Le Poëte Homere nomme le Sel Divin, & le Sauveur dit, en S. Matthieu Chap. V. ℣. XIII. à ſes Diſciples, *Vous êtes le Sel de la Terre*, ſuivant les Remarques qu'en a fait Grotius, car le Sel conſerve toutes choſes & les purifie; l'on donnoit autrefois du Sel pour confirmer les Alliances, & dans nos Païs l'on mangeoit du Pain & du Sel, pour confirmer une choſe; ceux qui ne ſont point pourvûs de Sel chez eux, trouvent les moyens d'y ſuppléer, ſuivant ce que dit Varron, ce ſçavant Romain, dans ſon premier Livre de l'Agriculture, au VII. Chap. dit, Qu'il y avoit dans ſon tems un Païs ſur le Rhin, ſur les Frontieres de France, où il n'y avoit aucune eau ſalée pour faire du Sel, que les Habitans avoient un certain Bois, dont le Charbon ſervoit de Sel: il faut croire qu'ils ne ſe ſervoient point du charbon, mais qu'ils en tiroient le Sel de la même maniere que nos Chimiſtes tirent le Sel d'Abſinte, de Ruë, des Chardons benits & des autres Simples.

L'on prétend que la forme & la Figure des choſes ſont conſervées dans leur Sel, ce qui eſt confirmé par l'Illuſtre S. Quercetan, Medecin du Roi Henri IV. il en cite un exemple assés remarquable, arrivé au Sr de Luines, Conseiller au Parlement de Paris, il dit *Qu'étant logé quelques jours chez lui, à sa Maison de Campagne, vers l'Automne, & voulant faire un Remede contre la Gravelle, dont il étoit fort incommodé, il fit arracher des Orties, avec leurs Racines, qu'il fit brûler, & en ayant fait une Lessive, pour en tirer le Sel, il mit le soir la Terrine sur une Fênêtre pour refroidir, jusqu'au lendemain, mais le froid de la nuit ayant gellé sa Lessive, l'on y voyoit dans le fond toutes les Figures des Orties, avec leurs Feuilles & leurs Racines si distinctement, que le plus habile Peintre ne les auroit pû mieux representer : il appella son Hôte & toute la maison, pour admirer cette Curiosité* : Et le S. Quercertan a fait souvent depuis de pareilles épreuves.

Il ne se trouvoit autrefois aucuns Vins dans la Suede, la Norvvege, ni dans tous les Païs en deça du Rhin, il n'y en avoit pas seulement pour faire le Service Divin, comme on le voit dans le partage des Enfans de Charlemagne : Cependant nous ne lisons dans aucun endroit que leurs Habitans ayent souffert la soif, car où la Vigne ne peut pas croître, on use de Cidre ou de Poirée ; comme en Normandie & en Angleterre de la Bierre, chez nous de la

Bierre, & dans les Indes; & en Turquie, où Mahomet a défendu l'Usage du Vin, ils boivent du Jus d'autres Fruits. Diodore de Sicile marque dans son Premier Livre de l'Histoire Grecque, qu'Osiris a trouvé le premier la Vigne & l'Usage du Vin, & que dans le Païs où la Vigne ne vouloit pas venir, il enseignoit aux Peuples là faire une Boisson avec de l'Orge, comme notre Bierre; après celà on pouroit se passer à ne boire que de l'eau, comme on fait communement en Italie & en France, parmi les femmes & la plûpart du menu Peuple, & même les gens les plus relevés. Le Poëte Lucrece dit dans son IV. Livre.

Namque Ceres fertur, Liberque liquoris
Vitigeni laticem mortalibus instituisse:
Cum tamen his posse rebus sine vita manere,
Ut fama est aliquas etiam nunc vivere gentes.

Ce qui prouve qu'il n'y a point de Païs, qui ne soit pourvû de lui-même de tout ce qui peut soulager le Froid, la Chaleur, la Soif & la Faim.

Il y en a qui prétendent que l'Or & l'Argent sont necessaires pour le Commerce, par quelle raison ne pourions nous pas le faire, de la même maniere que les Anciens

& qu'il se fait encore aujourd'hui dans de certains Païs ? Plutarque & Justin racontent, Que Licurgue en avoit banni l'usage de l'Or & de l'Argent, comme une source de quantité de Maux, en sorte qu'on punissoit de mort les Lacedemoniens, quand on en trouvoit parmi eux. Diodore dit, Qu'il étoit pareillement défendu chez les Baleares. Solinus le défendit chés les Satarches & Athenée chez les Cordistes. Le Sage Platon ne souffroit ni Or ni Argent dans sa Republique, ni le Capitaine Spartacus dans son Armée.

Multa solent auro sæpe subesse mala.

Suivant les plaintes de Pline dans le XXXIII. Livre où il dit, Ah! l'heureux Siecle, lorsque l'on troquoit Marchandises pour Marchandises & si l'Or pouvoit être bani du monde: Homere dit que du tems des Troyens, on troquoit le Vin contre du Fer, des Peaux & des Esclaves; Le Roi Laerte donnoit 21 Bœufs pour une jeune Fille; Et Pausanias de Lacedemone dit, Que la Maison de Polidore a été venduë, par sa veuve pour des Bœufs; Aristote dit que le Commerce a pris son origine du troc, sans qu'il y eût d'autres prix aux Marchandises, que suivant le besoin qu'on en avoit, & ſuivant l'abondance des choſes qu'on donnoit en retour.

Si les Peuples ont pû vivre autréfois de cette maniere & que nos Anciens l'ont pratiqué de même avec les Indiens, pour quel ſujet ne pourions nous pas en uſer de même? je ne diſconviens pas que l'Or & l'Argent ne ſoient d'une très-grande commodité dans le Commerce, puiſqu'on n'a pas toûjours ce que les autres demandent, mais en cas de neceſſité nous pourions nous en paſſer, en retranchant un peu cette ſenſualité, qui a rendu nos Siecles ſi corrompus. Plutarque, dans la Vie d'Alexandre, dit, Que quand on portoit dans l'Armée de ce Prince de l'Argent, au lieu de Fourage, il le faiſoit jetter devant les Chevaux, & diſoit, Vous voyez bien qu'ils n'en veulent point manger, apportez du Foin; il faiſoit emprisónner les Deputez, juſqu'à ce qu'on lui en êût apporté.

Si la Divine Providence n'a pas donné à tous les Païs une égale abondance, du moins il y en a ſuffiſamment pour ſe nourrir: le Poëte Martial dit, Que la vie ne conſiſte pas ſeulement à vivre, mais à vivre en ſanté; la même Providence a pourvû chaque Païs, des Simples Medecinales, neceſſaires pour l'entretien de la Santé: l'Incomparable Plutarque raconte, dans la vie du Grand

Pompée, que se trouvant malade & dégouté sans pouvoir manger d'aucun Mets, son Medecin lui ordonna de manger d'une Grive, mais comme ces oiseaux n'étoient pas dans leur saison, on n'en trouvoit point à vendre; on lui dit qu'il en trouveroit chez Luculle, ce Riche Romain, si renommé par sa grande sensualité, qu'il avoit fait tailler des Cavernes dans les Rochers, pour faire entrer l'eau de la mer, afin d'y conserver du Poisson, on en voit encore les Vestiges auprès de Naples, qu'on appelle *Piscina Mirabilo* : il entretenoit toutes sortes de Gibiers pendant toute l'année; Mais, dit Pompée, & si Luculle n'étoit point sensuel il faudroit que je meurs; il remercia son Medecin & tâcha de se ragouter avec des choses plus communes. Nous pourions parler de même, si l'avarice & l'avidité du gain n'avoient pas fait tenter les Voyages dans les Païs éloignés; n'aurions nous pû trouver des Remedes à nos infirmités?

Nous trouvons que les Remedes, pour les Maladies communes croissent par tout, & pour les Maladies particulieres qui proviennent du Climat aux naturels d'un Païs; que ce même Païs produit les Simples, qui guérissent leurs maux : nos Navigateurs de Groënlande ont remarqué que dans ce Païs là, où il ne croît ni Arbre ni Plante, il y vient flotter du Bois en quantité de la Norvége, pour servir de Chauffage ; dans les fentes des Rochers il s'amasse de la fiente d'une certaine sorte d'Oiseaux, qui y passent en quantité ; il croît de l'Oseille & du *Cocolaria*, qui sont deux Simples souveraines pour guerir le Scorbut, qui est la seule Maladie de ce Païs là. Dans les Païs chauds où il y a beaucoup de Serpens, on y trouve des Simples qui servent de Contre-Poison à leur mesure. Dans les Indes Occidentales, où régne la Vérole, ils ont une sorte de Bois qui guérit ce Mal ; nous voyons chés nous croître naturellement dans les Bois tous les Simples qui guérissent du Scorbut ; & dans l'Italie où ce Mal n'est point connu, on ne les sçauroit faire venir qu'avec grand soin, encore ne peut-on les conserver, elles meurent au bout de l'année, suivant l'épreuve qu'en a fait le Docteur Provotius, Professeur de Padouë, quoique l'Italie soit jugée, suivant Columelle, le Païs le plus propre à produire toutes sortes de Fruits, Baptiste Porta, Napolitain, dit, Que l'on a planté & semée à Rome quantité de Simples Etrangeres, mais qu'ils perissoient insensiblement ; nous l'éprouvons, de méme ici : il faut croire que ces Simples ne sont pas utiles aux Habitans, puisque ceux qui leur sont propres y viennent naturellement.

La nature est le meilleur Medecin, comme dit Gallien, elle ne fait rien d'inutile; il n'est pas à croire que tout ce qu'elle fait croître dans nos Prez, dans nos Dunes & Canaux en si grande abondance tant de differentes simples, des fleurs qui sont produites naturellement, ne nous seroient d'aucun usage : si nous admirons un Jardin que nous avons cultivé avec grand soin, combien plus devons nous estimer ce grand Jardin, où la terre produit tout par elle-même, sous la conduite de la simple nature? si nous admirons la puissance de Dieu dans la vertu des simples, rendons lui graces en même tems de ce qu'il nous en a partagé comme les autres; car par quelle raison prétenderions nous que la nature qui est l'instrument de Dieu; qui ne fait que ce qu'il y a de meilleur, ne seroit bonne mere que pour les peuples de l'Orient, & qu'elle auroit privé toutes les autres Nations comme une mechante marâtre, de tout ce qui leur est necessaire pour les obliger de l'aller chercher avec bien du peril dans un autre monde?

Le Docteur Primerose, Medecin François, en Angleterre soutient que nous usons tous les jours du Vin, du Sucre, du Poivre, & d'autres Epiceries étrangeres, & que Dieu ne veut pas que chaque Païs produise ce dont il a besoin, afin de faciliter le Commerce & l'amitié des Nations. Je sçai bien qu'il seroit difficile à present d'ôter l'usage du Vin, du Sucre & du Poivre; mais ce n'est pas par la raison que nous ne pourrions nous en passer en nous servant de la Bierre au lieu du Vin, du Miel pour du Sucre, du Poivre long, au lieu du Poivre, &c. Les Indiens n'ont pas trouvé que l'Or, l'Argent, les Perles & les Epiceries qu'ils ont chez-eux leur ayent procuré une grande amitié avec les Nations étrangeres, mais plûtôt à les rendre malheureux esclaves; bienheureux est le Païs qui ne possede rien dont les étrangers ayent envie, & où il n'y a point de butin à trouver, on les laisse tranquilles sans qu'ils ayent aucune insulte à apprehender des autres Nations.

Apollonius dit, Philoitr, l. 2. la terre est une mere commune à tous; elle est juste; elle partage à chacun ses besoins, il n'est donc pas à presumer que notre part auroit été donnée aux Indiens Columelle dit, au commencement du 18 Chap. du 3 Livre de l'Agriculture, Si nous regardons la nature avec toute la pénétration du bon sens, nous trouverons qu'elle a établi des regles sur la fertilité des plantes, comme sur les hommes & les animaux, & qu'elle n'a pas donné

donné à certains peuples des dons & des avantages qu'elle auroit refusés à d'autres s'il eût été à propos de les leur accorder.

Ce qui prouve cette verité, c'est la separation que la nature a mise à plusieurs Païs, par des vastes Mers, des fortes Rivieres, & des Montagnes inaccessibles ; elle doit donc avoir pourvû que ces Nations puissent trouver leurs besoins ; les Poissons nagent dans la Mer ; les Oiseaux volent dans l'air, mais l'homme est un animal terrestre qui n'est pas né pour forcer les limites de la nature, & pour s'exposer à la merci des flots, & errer dans un nouveau monde.

Le Poëte Horace dépeint bien la temerité de celui qui osa le premier s'exposer avec un frêle Vaisseau à fendre les flots : envain, dit-il, le sage Createur a coupé la terre par de terribles Mers, puisque les hommes impies ont bien osé tenter de la passer.

Illi robur & æs triplex,
Circa pectus erat, qui fragilem truci,
Commisit pelago ratem
Primus, nec timuit præcipitem Africum,
Decertantem Aquilonibus,
Nec tristes Hyadas, nec rabiem Noti.
Quem mortis timuit gradum,
Qui siccis oculis monstra natantia,
Qui vidit mare turgidum, &c.

Infames scopulos, Acroceraunia?
Nequicquam Deus abscidit,
Prudens Oceano dissociabili,
Terra: si tamen impiæ
Non tangenda rates transiliunt vada.

Nous ne trouvons dans aucun endroit que notre premier Pere Adam, après qu'il se fut rendu par sa chûte sujet à toutes les infirmitez, soit allé chercher des simples dans les Païs lointains, lui qui en avoit une connoissance parfaite; il est donc à croire qu'il trouva tout ce qui lui étoit necessaire dans le Paradis Terrestre, & que ses descendans n'en sont point aller chercher par delà les Mers, dans des Vaisseaux, où suivant Anacharsis, on est aussi loin de la mort, que le Vaisseau a d'épaisseur. Juvenal l'exprime bien par ces vers.

I nunc & ventis animam committe, dolato,
Confisus ligno, digitis à morte remotus,
Quattuor, aut septem, si sit latissima tada,

Ou comme dit un autre Poëte: *ne moriare mori*, de mourir pour ne point mourir, s'exposer au peril de la Mer & des Pirates, pour se délivrer de la maladie.

Il est donc à croire que nos anciens ont resté chez eux, où ils ont trouvé à bondammment ce qu'il leur falloit pour l'entretien de leur santé & de la vie. Nous n'apprenons point par la parole de Dieu, que le Seigneur ait ordonné à Moïse de chercher dans les Païs Etrangers des Drogues Odoriferantes, pour composer l'Onction, pour sacrer le Grand-Prêtre; mais il lui dit de prendre de la Casse, de la Canelle, du Calmus & de la Mirthe, qui étoient des Drogues qu'on avoit dans le Païs; le même Prophete, pour ôter l'amertume des Eaux *de Mara*, usa de la vertu d'un Arbre, qui étoit sur le bord de la Riviere; Elisée purifia l'Eau de Jerico avec du Sel; Isaye guérit une Ulcere au Roi Ezechias, avec une Boulie, composée de nouvelles Figues, qui croissoient sur les lieux; le jeune Tobie guérit la vuë de son pere avec le Fiel d'un Poisson qu'il tira de la Riviere, & le Samaritain ne se servit d'autre chose que de l'Huile & du Vin, pour guérir le Blessé qu'il trouva sur le Chemin: pour les guérisons qu'ont fait le Sauveur & les Appôtres, on sçait que la vertu d'en haut y a operé plus que les Remedes, mais quant aux autres l'experience nous a appris que le Bois a la vertu d'adoucir l'amertume des Eaux: nous avons connu depuis la vertu purifiante du Sel, & que les Figues seches mûrissent & adoucissent: Nous convenons aussi que le Fiel d'un certain Poiſſon, que les François nomment, ſuivant le Grec, *Collionimé* ou *Hyenne*, fait un fort bon effet pour la vuë : Le D. Foreſt vante beaucoup l'Huile qu'on tire du Foye d'un Poiſſon, qui approche aſſés de l'Anguille, excepté qu'il n'eſt pas ſi long : pour l'Huile & le vin, nous ſavons qu'ils nettoyent, adouciſſent & guériſſent toutes les Playes : Le Sage Salomon avoit une connoiſſance parfaite de la vertu des Simples, cependant nous ne liſons pas qu'il ait voulu connoître celles des Païs éloignés, il ne conſeilloit uniquement à ſes amis, pour la conſervation de leur ſanté, que de vivre ſobrement & de vomir quand on ſe ſentoit l'eſtomach trop chargé.

Hypocrate & Gallien, ni les Grecs qui ont ſuivi leurs traces ni les Arabes qui, ſur l'exemple des Grecs, ont enrichi l'Art de pluſieurs Remedes ſouverains, n'ont jamais enſeigné de ſe ſervir d'autres Drogues, que de celles que leur Païs produiſoit : Dieu nous a partagez auſſi liberalement que les autres Nations de tant de differens Simples : c'eſt une folie de les mépriſer, pour en aller chercher d'autres, avec tant de perils, dans les Païs éloignés.

On mépriſe ſans raiſon les Remedes, communs à cauſe de leur ſimplicité ; l'ancien Poëte Heſiode, raille, avec juſtice, ceux qui ignorent qu'il y a de grandes vertus dans dans les Herbes cõmunes. Le *Dr. Carrighter* dit, *Que les Guérisons les plus heureuses sont celles qui se font par les Simples & les Racines*: l'Evêque *Guevara* le dit de même dans ses Lettres Espagnoles. L'incomparable Paracelse, qui a si fort penétré la nature, dit, *Que le plus pauvre Païsan a une Apoticairerie au tour de sa Maison, tant pour lui que pour ses Bestiaux.* Pline avoit dit, avant lui, *Que le plus pauvre Païsan a tous les jours sur sa Table & dans son petit Jardin des Remedes souverains, qu'il foule à ses pieds.* Je suis persuadé que nos anciens Hollandois avant que la Navigation eût fleuri chez eux, ont bien sçu trouver dans le Païs tous les Simples necessaires, pour la guérison de leurs Maladies, sans cela ils auroient été plus malheureux que les Animaux; les Chiens mangent de l'Herbe quand ils se sentent l'estomach trop chargé; les Chats se soulagent en mangeant de la *Calaminthe* Sauvage, qu'on appelle pour cette raison l'Herbe aux Chats; les Sangliers vont chercher les Ecrevisses dans la Riviere, qu'ils mangent pour soulager leurs douleurs de tête. Suivant Plutarque dans ses Questions Naturelles; Les Tortues mangent de l'Origan; les Belettes de la Ruë, lorsqu'elles sont piquées d'un Serpent; le Dragon éclaircit ſa veuë en frottant ſon œil malade contre du Fenoüil ; les Hyrondelles, pour redonner la vuë à leurs Petits, ſe ſervent de *Chelidoine* ou *Hyrondinaria* ; les Ours, quand ils ſortent de leurs cavernes, où ils ont été retirés pendant l'Hyver, vont manger du Pied de Veau Sauvage, dont l'acide leur ouvre les boyaux, qui s'étoient fermez, par leur long jeûne ; quand ils ſont dégoutés & ſans appetit, ils léchent du Miel & tendent leur langue, couverte de cette douceur, vers les trous des Fourmis, juſqu'à ce qu'il s'y en ſoit amaſſé une quantité, qu'ils avallent pour ſe nettoyer l'eſtomach. Pline nous apprend que l'Oiſeau *Ibis*, en Egypte, qui a la reſſemblance d'une Cigogne, nous a enſeigné l'uſage des Cliſteres ; l'on trouve, dans le même Païs, le Cheval Marin, qui ſe roule dans les Roſeaux, juſqu'à ce qu'il ſe puiſſe bleſſer une vaine & ſe faire ſaigner, pour ſe décharger de ſa trop grande plenitude, nous le voyons pareillement aux Chevaux de Lituanie, qui ſe mordent la veine pour ſe faire ſaigner, quand ils ſe ſentent trop échauffés ; l'on prétend même que les Elephans exercent la Chirurgie, quand ils ſe trouvent auprès de quelque Animal bleſſé ; qu'ils ont l'adreſſe de tirer de leurs Playes les Dards, les Fléches, ou autres Inſtrumens avec leſquelles ils ont été blessés, sans leur faire la moindre douleur; Les Chévres de l'Isle de *Candie*, dès qu'elles se sentent blessées cherchent le *Dictamnus*, qui a la vertu de faire tomber les Fléches d'elles mêmes, d'abord qu'elles en ont mangé; c'est ce qui a fait remarquer que le même Simple avance la délivrance des Femmes, qui sont en travail d'enfant. Si les Animaux sont pourvû d'un instinct naturel, pour trouver des Simples pour leur guérison, comment pourrions-nous croire que l'Homme, que Dieu a créé à son Image & qu'il a rendu sujet à tant d'infirmitez & de maladies, l'auroit privé des Remedes necessaires pour soulager ses Maux, & qu'il auroit fait naître plusieurs Simples & Plantes, qui ne leur seroient d'aucun usage? Cet exemple nous prouve encore la necessité de la Medecine, puisque les Animaux s'en servent par la seule voix de la nature.

Nous lisons qu'un certain Peuple de la Grece, portoit ses Malades sur le coin des ruës, pour apprendre des Passans, si l'experience ne leur avoit pas fait connoître quelque Remede pour de pareilles Maladies; l'on avoit dressé un Temple en l'honneur d'Esculape où chacun portoit par écrit les Remedes avec lesquels il avoit été guéri, c'est delà que l'Art de la Medecine a pris son origine parmi les Grecs; Hypocrate en a tiré la plus grande partie de ceux dont il a composé ses Ouvrages. Il y a de l'aparence que ces Remedes étoient simples & composés de Drogues, qu'ils avoient chés eux communement. Comme nos Ancêtres se sont passés des Remedes simples, qu'ils trouvoient dans leurs Champs & leurs Jardins ; ainsi que faisoient autrefois les Romains, & que les Turcs font encore aujourd'hui ; mais le Commerce avec les Nations Etrangeres a introduit leurs Medecins chez nous, qui ont commencé à y mettre leurs manieres en usage, l'on s'est insensiblement accoutumé à mépriser nos anciens Remedes.

Ce grand Maître de l'Art, Gallien, n'a jamais été de ce sentiment ; se trouvant un jour chez un Païsan, qui étoit tourmenté de la Goute, & qui avoit des nœuds sur toutes les jointures, il y appliqua du Fromage vieux, détrempé dans le Boüillon d'un Jambon salé, ce qui fit fondre les humeurs & percer les nœuds sans la moindre douleur ; il guérissoit les nouvelles playes avec du Fromage mou, en étendant par dessus une feuille de vigne, de la Poirée ou de Laituë ; il guérit pareillement une playe sur les nerfs avec de l'Onguent de *Propolis*, qui est une espece de Cire, qui s'attache autour des petits trous des Ruches à Miel ; il le méloit avec du Levain : il guerit encore une pareille blessure à un Maréchal , avec du Goudron mêlé avec du Levain.

Busbekius , Ambassadeur de l'Empereur en Turquie , raconte , qu'en revenant de son Ambassade , plusieurs de ses gens étant attaquez de la Peste , il trouva dans son chemin du *Scordium* , qui est une Herbe avec laquelle ils furent tous guéris. Galien à composé un beau Livre des Remedes des Simples , où il prouve que toute la Terre est remplie d'Herbes Médecinales : l'Historien Justin rapporte , que les Scytes soutenoient que les Arbres & les Plantes étoient distingués suivant chaque Climat, & que le mèlange de plusieurs choses étoit inutile ; il est donc bien plus ridicule de mêler tant de Drogues , qui coûtent beaucoup d'argent , pour guérir un mal qu'on pourroit soulager avec des Remedes simples & des plus communs , sans se ruiner la bourse & le corps , par des Mixtions de plusieurs choses, qui font un combat mortel , parce qu'elles sont toutes opposées les unes aux autres.

Pline a fait autrefois ses plaintes , au sujet des Drogues qu'on alloit chercher si loin , comme d'une chose ridicule , qui servoit plûtôt à enrichir les Apoticaires qu'à guérir les Maladies ; il soutient que la nature produit par elle-même toute sorte de Remede en abondance , mais que l'obstination des hommes & l'interêt sordide, avoit établi des Boutiques où la vie de chacun étoit en vente; c'est là, dit-il, où l'on invente une infinité de Mixtions; les Indes & l'Arabie y sont produites, & pour le moindre petit abcès il faut chercher des Drogues de la Mer Rouge, quoique ce ne soit pas dans des Païs si éloignés que l'Autheur de la Nature a fait croître les Remedes pour guérir les Peuples de France & des Païs Bas.

De plus, qui nous garantira que les Drogues apportées de si loin, sont les mêmes qui sont marquées dans les Livres des anciens Medecins, par la diversité des noms qu'on leur donne, & que la description en est si mal expliquée, que les Droguistes sont souvent en dispute sur ce sujet; combien n'entre-t il point de drogues dans la Theriaque faute de connoître celles dont elle doit être composée, ou par la difficulté de les trouver: les Apoticaires se servent tantôt d'une chose & tantôt d'une autre pour y supléer, cela fait que nous n'y trouvons pas les mêmes vertus que les anciens luy ont attribuées; personne n'a encore sçû dire quel est le veritable *Amomum*: qui est-ce qui peut monterer le veritable *Opobalsamum* ou la veritable *Licorne*, qui fait tant parler de ses vertus? On ne connoît pas encore le veritable *Ambre gris*, l'on pretend que le bois de Sandal jaune eſt beaucoup plus cher dans les Indes qu'ici; il n'eſt donc pas à croire que nous ayons le veritable.

Quand même nous aurions les marques certaines pour connoître les drogues, elles perdent leurs vertus avec le tems, puiſqu'après avoir été long-tems en chemin, & traverſé de grands trajets de Mer, elles ſont gardées un tems infini dans les boutiques à attendre les marchands, comme nous le trouvons au Poivre long, & à la racine de *China* que toute leur humidité ſe deſſeche, les vers s'y mettent, toutes leurs vertus ſe perdent avec la fraicheur.

Qui eſt-ce qui nous garantira encore que toutes ces drogues ſont dans leur pureté & non-falſifiées? Matthiole, ce fameux Ecrivain des ſimples, nous aſſure qu'on nous envoye à preſent très-peu de drogues dans leur pureté, puiſqu'elles paſſent entre les mains des Turcs, des Maures & des Juifs avant que d'arriver chez nous; ces Nations ſe font un grand mérite de tromper les Chrêtiens, & ſur-tout lorſqu'ils trouvent en même tems leur profit. On imite parfaitement le *Beſoar*, une pierre tirée du corps humain y a une ſi parfaite reſſemblance, que les plus habiles Apoticaires s'y trouvent trompez: on mêlange le Muſc, le Saffran eſt mêlé avec de la chair ſeche de cheval. Dioſcorides nous assure que depuis long-tems l'*Aloës* est falsifiée du jus de prunes sauvages, l'*Opium* avec du jus de *Glacium* : dans la *Scammonée*, ils mêlent encore un autre jus avec de la farine de pois ; quand la Manne est fanée, ils y mettent de la *Scammonée*, ce qui cause souvent une violente dissenterie, au lieu de lacher simplement le ventre, comme le Docteur Forest se plaint qu'il lui est arrivé : les *Tamarindes* sont mêlées avec la chair & le jus des petites prunes aigres ; mais comme le mêlange n'y est aucunement contraire, il n'est pas si nuisible, sinon qu'on pourroit se passer de payer si cher des *Tamarindes*, quand on n'achete que des prunes qui font le même effet.

Outre cela les drogues étrangeres sont si cheres, qu'il n'y a que les riches qui en puissent supporter les frais, les pauvres sont obligez de languir, jusqu'à ce que la nature surmonte le mal, ou qu'elle y succombe; ce qui est contraire à l'Ecriture Sainte qui dit, Ecclesiast. 38. que l'homme sage doit se servir des Remedes que Dieu fait produire sur la terre ; il faudroit donc croire que cette sagesse seroit interdite aux pauvres.

Il faut encore remarquer que les drogues des étrangers ont aussi peu de raport à la constitution de notre corps, que leurs manieres de vivre avec notre esprit. Licurgue suivant

ſuivant Plutarque, défendit à ſes peuples de voyager dans les païs étrangers, afin de ne point introduire de nouvelles méthodes dans leurs païs; il jugeoit auſſi neceſſaire de prevenir la corruption des mœurs, que d'empêcher qu'on n'apportât des maladies contagieuſes dans la Ville. Nous ſommes bien éloignez de la précaution de ce Sage Politique, puiſque nous riſquons nos corps & nos vies, en uſant des drogues, qui n'ont aucun raport à notre temperament, au lieu que ceux du païs reçoivent une même influence du Ciel, ainſi que notre nourriture; l'eau, l'air, tout ce raporte avec notre naturel. Le Docteur Primeroſe ne ſoutient que par de foibles raiſons dans ſon 7me Livre des erreurs de la Medecine, que les remedes ne doivent avoir aucun raport avec notre temperamment, puiſqu'ils le doivent changer entierement pour guérir; les changemens que les remedes doivent operer ſur la nature, ſe trouvent également dans ceux du païs, ſans qu'il ſoit beſoin de ſe ſervir de ceux qui y ſont entierement oppoſez.

Etienne Paſquier s'exprime mieux dans ſon 2me Livre de ſes Lettres Françoiſes, où il dit au ſujet de la Langue Italique que ſa pureté eſt corrompue par des mots que l'uſage y a fait gliſſer; il fait la même application au ſujet des Medecins, qui avoient lû dans leur jeunesse les écrits d'Hypocrate, Gallien & Avicene, & alloient chercher des drogues dans l'Orient, méprisant celles qui croissoient tous les jours devant eux, lesquelles, suivant le temperament de l'air, avoient un entier rapport à nos corps. Si, dit-il, nous examinons Hypocrate, nous ne trouverons pas qu'il en ait fait de même, chaque païs a son naturel, son temperament & son climat; c'est de quoi est composé notre corps & notre esprit; la nature auroit été très-injuste de nous envoyer des maladies qui proviennent du climat du païs, sans y avoir fait naître des simples & des remedes pour les guérir; c'est à ce sujet que Caton le vieux s'écrie contre les Medecins Grecs qui étoient établis à Rome, qu'ils se servoient de leurs nouveaux remedes, méprisant les anciens qui croissoient en Italie, bien loin qu'il ait méprisé la Medecine comme beaucoup l'ont pretendu; il en a composé un Livre pour sa famille suivant l'ancienne méthode de ses ancêtres, & sur les Remedes qui croissoient en Italie, sans en aller mandier dans la Grece: si nos Sçavans vouloient s'apliquer, à l'exemple d'Hypocrate, à amasser tous les Remedes éprouvés, sur les Simples qui croissent en France & ailleurs, je suis persuadés que nous n'aurions pas besoin d'en aller chercher dans l'Orient.

Ruel, Autheur François, qui a beaucoup traité des Simples, prétend que rien n'est plus incertain, que d'user des Remedes Etrangers : Villanova, Medecin de l'Empereur Frederic II. dit, que c'est un Fourbe ou un ignorant qui use des Drogues Etrangeres, lorsqu'il peut guérir avec des Remedes communs.

Ciceron ne peut comprendre d'où nous peut provenir ce dégoût de nos propres choses, *l. de finib.* Il l'attribue à la rareté & à l'usage, comme il dit dans son Traité de l'amitié : l'ancien usage a de grandes vertus, non-seulement dans ce que nous avons d'animal, mais même à l'égard de l'ame ; la coutume fait tout, puisque l'on aime mieux vivre sur des Montagnes desertes que dans le plus beau Païs, parce qu'on y est accoutumé ; on voit même dans les Gouvernemens Politiques, qu'on cite, comme une Loi & un Exemple, des choses qui ont été faites autrefois, comme si l'on devoit plûtôt observer ce qui arrive à Rome, que ce qui y devroit arriver ; comme dit ce Sçavant Jurisconsulte. Et quoique le Proverbe dise que l'habitude est une seconde nature, nous devons suivre des Régles plus solides, que la tyrannie de l'usage : plus les fautes sont vieilles plus il y a de peine à les déraciner.

La rareté en est un second sujet ; tout ce qui est difficile à avoir est précieux, dit Platon.

Quiquid quæritur, optimum videtur.

Mais il excepte l'eau qui est plus commune & à meilleur marché, quoique ce soit la meilleure chose, comme dit le Poëte Pindare. Pourveu que nous ayons de l'Eau & de la Farine, dit Epicure, nous ne devons pas envier le bonheur de Jupiter : le même Platon loue une certaine Loi, qui défend d'aller chercher de l'Eau, chez ses. Voisins, qu'après qu'on aura fait creuser fort avant dans ses Terres, pour tenter d'en avoir par soi-même ; nous devons blâmer avec plus de raison ceux qui ont de belle Eau claire chez eux, & en vont chercher bien loin de la Bourbeuse, dans des Terres Etrangeres.

De la même maniere que nous estimons les Drogues etrangeres ; les Peuples des Indes, surtout ceux qui ont des Medecins parmi eux, estiment pareillement nos Choux & notre Persil ; au lieu de leur Racine de Salsepareille & de China ; nos Mathelots ont grand soin, sur-tout ceux qui voyagent sur les Côtes de Guinée, de se pourvoir d'Ail, on leur donne pour petite Gousse, une quantité de Clouds de Gérofle & quelque fois de l'Or ; l'on le tient plus précieux qu'aucune de leur Drogue : nous nous moquons de la ſimplicité des Indiens, de ce qu'ils troquoient leur Tréſor contre nos Babiolles, mais ils nous rendent bien la pareille, en nous vendant bien cher des Drogues, qu'ils ne daignent pas regarder chez eux, que nous leurs troquons contre des bonnes Piaſtres ; nous en aurions bien plus de ſujet, ſi nous leurs voyons paſſer de grandes Mers pour venir chercher nos Orties, nos Racines & nos Piſſenlis, car ce que nous allons chercher chez eux ne vaut gueres mieux, ils ne l'eſtiment pas davantage & ne nous eſt pas ſi utile, mais l'abondance d'une choſe fait qu'elle n'eſt pas eſtimée ; nous laiſſons perir nos Simples tous les ans, ſans connoître ce qu'ils ont de précieux : comme le Cocq de la Fable qui foula aux pieds le Diamant qu'il avoit trouvé.

Si les anciens Medecins Grecs & Arabes, étoient nés en Holande, il eſt certain qu'ils n'auroient pas été chercher leurs Drogues dans les Indes, l'Arabie & la Grece, ils ſe ſeroient attachés à connoître les vertus de celles du Païs ; on pourra me répondre, que quoiqu'il nous eût été plus utile, ſi la Medecine eût été établie ſur les Remedes du Païs, qu'il feroit très-difficile, à present que l'on a experimenté ceux des Païs Etrangers, depuis plusieurs Siecles, de se risquer à introduire l'usage des Simples, dont les vertus n'ont pas été éprouvées.

Je n'ai qu'à repliquer que nous n'avons qu'à suivre les traces des Anciens, qui ont appris à connoître les vertus des Remedes, de leurs Païs, par l'étude & l'experience, outre qu'il y en a beaucoup qui ont écrit sur les vertus des Remedes par Tradition, sans qu'ils en ayent fait les épreuves; l'on se fonde sur des erreurs, dont on ne connoît la fausseté, que quand on les veut mettre en usage, suivant ce que raconte Gallien *l. semp.* 27. d'un Medecin qui se vantoit d'avoir un Remede infaillible contre la Goute, sur ces assurances on lui mit un Gouteux entre les mains pour le traiter, mais au lieu de le guérir; il lui fit perdre entierement l'usage de ses membres, après avoir souffert des douleurs insuportables.

Lorsque les Grecs ont établi l'Art de la Medecine, il leur étoit aussi nouveau qu'il le seroit chez nous à present.

Quiquid novellum surgit, olim non fuit.

J'opposerai encore à ces Partisans des anciens Remedes, les Vers d'Etienne Pasquer, qu'il recita même dans ſon Plaidoyer, pour les Paracelſiſtes contre les anciens Medecins, ſur ce que ces Premiers uſoient de nouveaux Remedes.

Dicitur eſſe novus Paracelſus, ob idque
Crimen, in obſcurum pellitur exilium.
At novus Hyppocrates, novus & Chryſipus, & ipſe
Romæ Aſclepiades; tempore quiſque ſuo.
Qui nova damnatis, veteres damnetis oportet:
Aut iſta nihil eſt in novitate novi.

Les Arabes ne ſe ſont point contentés des anciens Livres Grecs, ayant trouvé chez eux pluſieurs Remedes plus doux, & qui operent avec plus de facilité que ceux des Grecs, dont les vertus n'étoient point connues de ces derniers; pourquoi ne ſuivons-nous pas des exemples ſi loüables, en nous ſervant des Simples que Dieu nous donne ſi liberalement, dont la plus grande partie a été éprouvée, & dont nous éprouvons les effets tous les jours?

Pluſieurs conviennent que nous avons chez nous quelques Simples, que nous appellons *Alterantia* ou Changeants, parce qu'ils operent, avec la Chaleur, le Froid, l'Humide & le Sec, qu'ils rafraichiſſent les Chaleurs & qu'ils réchauffent les Froideurs, déseichent la pituite, & humectent la trop grande séchereſſe, ils ont même la faculté de fondre les humeurs, de lacher & de déboucher, mais ils prétendent que nos Païs ne produiſent point des Remedes qui purgent.

C'eſt une erreur qu'il me ſera très-facile de combattre, par la raiſon & l'experience. Nous avons déja trouvé des Simples qui déchargent le Cerveau, & qui en chaſſent la Pituite, par l'éternument ou par le cracher, qui dégagent la poitrine, qui déchargent l'eſtomach par le vomiſſement, qui provoquent les urines & déchargent la Gravelle, qui provoquent les mois; par quelle raiſon voudroit-on ſoûtenir que nous ſerions privés de ceux qui purifient & nettoyent les entrailles? pourquoi cette nature ſi juſte & ſi parfaite, qui donne à chacun ce qui lui eſt neceſſaire, comme dit Gallien, nous auroit elle refuſé les Remedes qui purgent? Dans ſon Livre, de l'uſage des membres, il dit qu'il n'y a rien dans le corps humain de trop ni de trop peu, & que tout ce que Dieu a formé, avec tant d'art, dans le petit monde (c'eſt ainſi que les Sçavans appellent notre corps) il a établi la même perfection dans le grand monde, ayant répandu ſa Bénediction ſur tous les Païs de la Terre.

Pour les Remedes purgatifs il y en a

trois degrez, le premier ne fait qu'adoucir & amolir le ventre, sans faire un grand effet, à moins que d'en user d'une quantité, on se sert pour cela des Prunes Etrangeres, des Tamarindes, de la Casse & la Manne, au lieu de cela nous avons ici les Choux rouges, les Roses pâles, les épinards, les Poirées, l'Oseille, la Patience, les Violettes, & dans les Champs les Mauves & Guimauves, les Orties, les Rejettons du Houblon, l'Absinte, l'Hydromel, le petit Lait aigre & doux, dans lequel on fait boüillir ces Herbes ou dans le boüillon d'un vieux Cocq. Au lieu de *Sené* on peut se servir des Rejettons & des Racines de *Brionia* ou de la Vigne Sauvage; les Rejettons, Boutons, Graines, Fleurs & Feüilles du Sureau, & sur-tout la seconde Ecorce des Branches, qui peut bien tenir lieu de Scamonnée & de Turbit, comme étant un des plus forts Remedes pour purger & quantité d'autres Simples dont le Jus & les Feüilles font les mêmes éfets; je sçai que parmi ces Remedes il y en a de très-violens; mais ceux des Indes ont le même défaut, cela se peut moderer en y mêlant un peu de Beurre ou de Boüillon, qui emporte l'acide : il faut dire à ce sujet, ce qu'un certain Grec disoit de l'esprit ; les uns ont besoin d'éperons & les autres de bride.

Comme on me pourroit alléguer que pour composer des Sirops & des Conserves de ces Simples, on ne peut se passer de Sucre qu'on est obligé de prendre dans les Païs Etrangers : il faut sçavoir que le Sucre n'est mêlé avec les Remedes, que pour en rendre le goût plus agréable & pour les conserver, afin de les avoir prêts en cas de besoin ; pour cet effet notre Miel est plus propre que le Sucre, comme étant plus doux, il a à la verité quelque Acide, mais cela se corrige par l'eau avec quoi on le clarifie, avant que de le mêler dans les Remedes ; l'eau se rend commune avec toutes choses, elle n'échauffe pas les matieres chaudes, ni ne refroidit pas les froides, ainsi que le prouve le Docteur Fernel au S. Montanus : elle diminue & modere plûtôt la violence des Drogues chaudes & dissolvantes, en les faisant boüillir dans l'eau ; nous l'éprouvons par la Theriaque & le Mithridate, que le Miel conserve mieux qu'aucune autre chose ; tout ce qui est mêlé avec le Miel se garde un tems infini, pourvû que la préparation en ait été faite suivant les Régles ; il a même la vertu de préserver les Corps de la corruption ; celui d'Alexandre le Grand, ne fût embaumé qu'avec du Miel.

Outre cela le Miel apporte cet avantage aux remedes que s'il est mêlé avec ceux qui lachent par sa vertu purifiante, il en augmente les qualitez, & d'un autre côté il dégage les oppressions, fait fondre les glaires, les pituites & autres humiditez superfluës ; & comme la plus grande partie des Sirops où l'on employe le Sucre ne tendent qu'à ces deux effets, le Miel y est plus utile que le Sucre, mais on me pourra dire qu'il seroit nuisible dans les Sirops que l'on donne dans les fiévres chaudes & autres maladies pareilles pour rafraichir; mais le Sucre a pareillement une chaleur pénétrante, comme les Chimistes le prouvent par l'esprit qu'ils en tirent, & n'est pas plus propre pour rafraichir que le Miel, cela fait que ceux qui usent de Sirops Violar pour l'inflammation de la gorge, se plaignent qu'il échauffe, comme s'ils avoient avalé du poivre; il vaut mieux pour ces sortes d'inflammations user des gargarismes rafraichissans ou de lecher du beurre frais, ou bien faire bouillir legerement dans l'eau les racines rouges d'oseille, ce qui leur donne une couleur de vin, & est très-agréable à boire ; le petit lait aigre est encore bon, en le faisant rechauffer &

y presser dedans du jus d'oseille au travers d'un linge.

De la même maniere que nous pouvons nous passer du Sucre par le moyen du Miel ; nous pouvons nous passer de l'Huile en usant du Beurre qui n'a pas moins de vertu pour adoucir & mûrir, & se peut conserver long-tems, si l'on observe de le mettre dans un verre au Soleil, & de laisser écouler le lait qui vient par dessus, qu'on ôte à mesure, qui le fait corrompre ; étant ainsi preparé, on s'en peut servir dans toutes sortes d'Emplâtres & Onguens, de la même maniere que l'Huile.

On pourra encore m'objecter que les Simples des Païs étrangers pourront être plantées dans nos Jardins, sans que nous ayons la peine de les chercher si loin ; c'est un abus : le sage Platon dit que chaque Païs produit differentes choses : dans la Création du monde lorsque les Plantes prirent leur commencement, Moïse, dit *chacune portoit de la graine suivant sa nature.* Cette nature consiste dans le temperament de l'air, de la terre & de l'eau, & suivant le degré où les Païs sont situez. Anaxagoras dit que la terre est la mere des plantes, & le Soleil le pere, qui est le Ciel & les quatre Elemens, parmi lesquels la terre fournit les principales matieres & produit d'elled'elle-même les plantes, suivant sa nature. On trouve dans l'Isle de Candie qu'en remuant simplement la terre, elle produit d'elle-même le Ciprès; la Judée produit naturellement le Baume; l'Arabie la Myrrhe; les Indes les Epiceries, nos Païs ont de même leurs plantes naturelles. Le Poëte Virgile a très-bien exprimé les mêmes sentimens par ses vers.

Divisæ arboribus patriæ. Sola India nigrum
Fert ebenum, solis est turea virga Sabais.
Quid tibi odorato referam sudantia ligno,
Balsamaque, & baccas semper frondentis acanthi?

Et suivant cet air naturel, il est impossible que toute sorte de plantes & les arbres de ce païs là puissent être transplantez ici; il y en a quelques-unes qui y viennent, mais elles n'ont plus les mêmes vertus: il y en a même beaucoup qui ne produisent ni fleurs ni fruits, & meurent à la fin, comme je l'ai éprouvé de l'Aoës: les Pêches sont un poison mortel dans la Perse, & dans nos païs, où elles ont un air plus doux, c'est un des plus agréables fruits: la Ciguë, dont on se servoit à Athenes pour faire mourir les coupables, dont Socrate fut empoisonné, a très-peu de force chez-nous. Dans l'Egypte, les choux ont une amertume si grande, qu'il est impossible d'en manger ; chez nous c'est une des meilleures legumes : les Capres de l'Afrique sont si piquantes, qu'on n'en peut pas gouter ; celles d'Espagne & de Provence sont très-agréables dans les sausses : nous remarquons même que le *Cocolaria*, & le *Becabonga* & autres simples perdent beaucoup de leur force lorsqu'elles sont transplantées hors des lieux où elles croissent naturellement ; Virgile a fait les mêmes remarques dans son second Livre de l'Agriculture.

Sponte sua quæ se tollunt in luminis auras,
Infœcundaquidem , sed Læta & fortia surgunt,
Quippe solo natura subest.

Voilà pourquoi Porphire dit que les endroits aussi-bien que la Patrie donnoient un cõmencement à la production des Plantes, & que c'est par cette raison que toute sorte de choses ne croissent pas par tout, & que si elles y croissoient, ce n'étoit que par contrainte, étant nourries d'une substance opposée à leur naturel, & qu'avec tous les soins qu'on s'y donnoit, elles n'avoient pas la même force ni la même vertu.

La vigne croît fort bien chez nous, & produit des raisins bons à manger ; cependant nous n'en pouvons pas faire du vin. On se donne de grands soins pour faire venir les melons, & quoiqu'ils y parviennent dans toute leur grandeur, ils n'ont pas à beaucoup près le même gout qu'ils ont dans les Païs où ils sont produits naturellement : tous les Ecrivains de l'Agriculture, & surtout Virgile, recommande fort aux gens de campagne d'observer de ne rien semer dans un terrain que ce qui lui est propre, ils disent que depuis le commencement chaque Païs avoit son naturel propre par les regles de la nature ; cette regle n'a pas seulement lieu dans les Plantes, & tout ce que la terre produit, mais aussi dans les animaux, les oiseaux, les lapins & autres, on trouve qu'avec toute la bonne nourriture qu'on leur donne, ils n'ont pas le gout que quand ils sont nourris de ce qu'ils amassent eux-mêmes : l'on voit de même que les personnes qui sont transportées dans des Païs éloignez de leur lieu natal, changent insensiblement par l'air nouveau qu'ils respirent. Fazelli dans son Histoire de Sicile fait une remarque assez singuliere à ce sujet, il dit que dans la Ville de Mazara, les poules étoient d'une grandeur extraordinaire, cette Ville ayant été saccagée par les Espagnols en l'an 1517. de sorte qu'ils en avoient chassé tous les Bourgeois, ils y habiterent pendant cinq années, pendant lesquelles l'on n'y vit point de poules; & qu'après ce tems là les anciens habitans y étant rentrez, amenerent avec eux des poules ordinaires de l'endroit d'où ils venoient, & que par la suite du tems, par l'influence de l'air, elles devinrent de la même grandeur des premieres: si ce changement a lieu jusque dans les animaux, il le doit bien avoir davantage à l'égard des Plantes qui sont attachées dans la terre.

Après avoir prouvé par de bonnes raisons le veritable usage des drogues du Païs, il me reste à enseigner de quelle maniere on peut parvenir à connoître leurs vertus & leur force. Cette connoissance ne se peut trouver que de chacune en son particulier sans les mélanger: on n'en doit pas juger sur les effets qu'elles peuvent produire sur quelques animaux, ni par leurs propres qualitez; soit en réchauffant, rafraichissant, humectant ou dessechant; il faut apprendre à connoître si elles produisent les mêmes effets sur le corps humain.

Les remedes simples & sans mélange ont leurs vertus, suivant ces trois facultez: en premier lieu suivant qu'un élement y predomine sur un autre; c'est ce qui rend un Simple chaud ou froid, sec ou humide: la seconde si la matiere est fine & penetrante ou épaisse & grossiere : la troisiéme faculté ne consiste point dans son temperament ni dans sa matiere, mais dans sa propre consistance & ses vertus secrettes. Comme il y en a qui lachent & qui resistent au poison, il est facile de juger des deux premieres ; mais pour cette troisiéme faculté, il n'y a que l'experience qui puisse la faire connoître.

Hypocrate, Gallien & Teophraste, de même que Dioscoride & les Arabes, ont tiré la connoissance des Vertus des Simples par le goût, puisqu'il est produit de leur matiere & temperament ; il peut donner à connoître ce qui est froid ou chaud, subtil ou grossier : on distingue le goût en neuf sortes, piquant, aigre, gras, salé, aigret, doux, amer, restringent & fade, dont les trois premieres proviennent d'une matiere subtile, les trois secondes d'une plus moderée & les trois dernieres d'une matiere grossiere & terrestre. Le goût picquant pique sur la langue, réchauffe & brûle ; comme le Poivre, l'Ail & le Cresson, tout ce qui produit ce goût a un naturel du feu, quoiqu'on mette leur force en quatre degrez, comme le Fenoüil, le Persil & l'Isope, ont les vertus de pénetrer jusqu'au dedans du corps, d'ouvrir les conduits & de fondre les humeurs grossieres, étant appliqués en déhors, ils ouvrent les pores, attirent les humidités en déhors & les dissipent; mais la Moutarde surpasse le troisiéme degré, en la goutant elle mord sur la langue, donne des vapeurs qui montent à la tête & brûlent, jusqu'à causer des boutons.

L'Aigre picque la langue, mais sans aucune chaleur : ce goût provient d'une matiere fine & seche, dont la chaleur est évaporée par la corruption, comme le Vinaigre, ou que le froid a eu communication avec l'intemperance de la matiere dès son commencement, comme le Citron & l'Oseille, & par cette raison l'Aigre est aussi pênetrant que le piquant, sur-tout le Vinaigre distillé, qui ronge & consomme les Métaux, mais il n'a pas la même qualité que le piquant, d'attirer & d'évaporer les humidités, quand il est appliqué en déhors, au contraire il les fait rentrer, répousse les fluxions, arrête le saignement du nez & le flux de sang, en le buvant avec de l'eau, & même par ses Vapeurs, en le repandant sur un fer chaud.

Le goût gras n'a proprement aucun goût; mais Theophraste l'a mis au nombre des gouts, il ne laisse aucune chaleur piquante sur la langue, mais uniquement une certaine colle gluante, comme nous le trouvons dans le Beurre, l'Huile & la Graisse, il consiste dans une matiere legere & fine, qui est temperée entre le froid & la chaleur, sans secheresse, & par cette raison il a la vertu d'humecter & d'adoucir.

Le Goût salé n'échauffe pas beaucoup la langue, mais on y aperçoit plus de sécheresse que de chaleur, il ratisse la langue, comme on le trouve dans le Salpêtre & le Sel commun. Ce qui est salé consiste dans une matiere moderée, comme étant mêlée de Parties Aquatiques & Terrestres; il néttoye dissout & déseche les humiditez superfluës, préserve de la corruption, quand on en use avec moderation, sans cela il devient nuisible, en desséchant trop.

Le Goût doux, on n'y trouve pas de qualité distinguée, quoiqu'il tire un peu sur le chaud, & de même que l'eau chaude réchauffe agréablement nos Membres refroidis, sans y introduire une chaleur incommode; ce qui est doux réchauffe sans aucun Acide, en se restraignant dans les bornes de la douceur, ainsi que nous le trouvons dans le Miel, le Sucre, les Pommes douces, la Réglisse, les Figues & autres Fruits doux; ce Goût a beaucoup de rapport au gras, comme produisant tous les deux une chaleur moderée, mais il ya difference des Matieres, car le Gras est moins grossier que le Doux, & par cette raison il adoucit davantage, & a la vertu d'apaiser les douleurs & de mûrir.

Le Goût amer est désagréable & répugne, c'est ce qui se distingue sur-tout dans l'Absinthe, la petite Centaurée & autres; cette amertume provient d'une Matiere terrestre & grossiere, qui est desséchée & brûlée par la grande Chaleur, & par cette raison tout ce qui est amer est chaud & sec, & a une vertu particuliere pour nettoyer & purifier, entrainant & raclant tout ce qu'il trouve dans son chemin, & plus l'Amertume est grande, plus elle débouche, empêche les corruptions & nettoye les abcès, desséche les humidités qui s'y engendrent & préserve toutes choses de la corruption.

Le Goût restringent resserre sur la langue, il en est de deux sortes, comme le Verjus & autre Fruit qui n'est pas mur, il consiste dans une matiere médiocre, entre l'aquatique & le terrestre, parmi lesquels le froid prédomine, puisque ces mêmes Fruits deviennent doux en mûrissant, ce qui nous fait connoître que la Douceur provient de la chaleur & l'Astringent du froid; sur ces principes l'Astringent rafraichit & desseche, empêche les Fluxions; c'est ce même Goût qu'on nomme en Latin *Aus-*

terus & que nous pouvons nommer Aigret. Le second Astringent, comme les Noix de Galle & l'Ecorce de Grenade, n'a aucune partie d'humide, mais entierement sec & terrestre : comme Froid & Astringent, il empêche les Fluxions : comme Sec il a la vertu de fermer les Playes & d'y faire venir des croutes ; & comme terrestre il épaissit les humidités qu'on appelle en latin *Acerba.*

Le Goût fade ou insipide n'a proprement aucun Goût & ne marque aucune qualité sur la langue : comme la Citrouille, le Froment, l'Amidon ; mais parce que la matiere est gluante & qu'elle colle, elle bouche les conduits, tant en déhors qu'en dedans, adoucit les crudités & ferme les Playes.

Tout ce que nous venons de dire à l'égard des Goûts purs & non mixtionnez, mais les choses qui ont differents Goûts ont differentes Vertus : comme dans l'Absinte, où nous goûtons, outre l'amertume qui se presente d'abord, quelque Restringent : voilà pourquoi il a outre la vertu de purifier, celui de fortifier.

On tire la seconde connoissance des drogues de l'odorat, quoique Galien s'oppose à ce sentiment, dans son 2me Livre des remedes simples & sans mélange, au 3me Chap.

disant que c'est une erreur, & que tout ce qui a bonne odeur, n'est pas chaud, & tout ce qui est chaud n'a pas bonne odeur; cependant il paroît se contredire dans son 10me Livre, où il marque qu'il s'étoit apperçû par l'odorat d'un vieux fromage qu'il étoit fort & piquant, & qu'il l'avoit appliqué sur une jambe gouteuse, & sur-tout quand il recite dans le 18me Chap. de son 4me Liv. qu'il y a des simples dont l'odorat repugne à la nature & paroît opposé au corps humain, comme le jus de Cigue, les têtes de Pavots & autres: il marque encore qu'il a trouvé une herbe en Egypte d'un odorat si répugnant & si mauvais, qu'il n'osa jamais la goûter, & qu'il jugea être mortelle. A la verité l'odorat n'est pas si certain que le goût, parce que ce dernier s'éprouve par l'atouchement de la langue, sans que rien ne s'y entremêle, mais dans l'odorat l'air se glisse entre deux, ce qui l'altere subtilement & nous trompe souvent; outre cela l'existence d'une chose consiste souvent dans plusieurs parties differentes, comme je le prouverai à l'égard de quelques fleurs; & par consequent nous ne pouvons tirer aucune connoissance parfaite de leurs vertus par l'odorat. Les choses qui n'ont point d'odeur ne nous donnent aucun indice remarquable de leurs qualitez froides ou chaudes, mais uniquement une consistance grossiere : la plûpart des simples ont differens goûts, mais très-peu d'odeur ; celles qui n'ont point de goût, ont encore moins d'odeur, pareillement les Astringentes, les ameres & les salées, leur matiere étant terrestre & grossiere, ne peut donner aucune odeur ; s'il y a quelques ameres qui ont de l'odeur, c'est par la raison qu'il y a quelqu'autre goût mêlé, qui consiste dans une matiere plus subtile comme l'écorce de Citron. Malgré l'opinion de Gallien, beaucoup des anciens & modernes ont crû que tout ce qui a une agréable odeur est chaud & sec, voilà pourquoi les Païs chauds produisent plus d'herbes odoriferantes que les froids ; mais si ce dernier sentiment a lieu, que dirons-nous des roses, des violettes & autres, qui, quoiqu'elles ont une bonne odeur, ne laissent pas de rafraichir : mais il faut considerer qu'il y a diverses parties dans les fleurs dont les unes sont chaudes & les plus grandes parties sont froides ; c'est suivant ces principes qu'on regle leur temperament : les parties chaudes produisent une vapeur par leur finesse ; elle consiste dans les extrêmitez des feuilles qui sont les plus proches de l'air ; car nous voyons que ces fleurs étant pillées, ne donnent plus aucune odeur, par la raison que les parties terrestres & grossieres étant mêlées avec les subtiles, les font évaporer. Baptiste Horta écrit que les Simples d'une même odeur produisēt les mêmes effets, & citant quelques exemples à cet effet dont nous en connoissons quelques-unes comme le Zodour & le Consile de grain qu'on appelle aussi *Citrago*, a l'odeur du Citron, fortifie le cœur, reveille les esprits, & resiste au poison, & pareillement *Occymum Citratum Caryophilate* & le Basilic, toutes ces drogues ont l'odeur du Citron: le Cariophilate, a l'odeur & la force des clouds: la Lavande a l'odeur du Nardus, & le *Scordium, l'Allaria* de l'ail: le Cresson, de la Moutarde: le Ciprès des Champs, le Pin, le Moron pillé, a l'odeur des Concombres, & plusieurs autres.

Les modernes joignent encore à ces deux marques de la connoissance des simples une troisiéme, qui est la figure exterieure & la couleur, pretendant qu'on peut connoître par là les qualitez de leur matiere, & surtout par la couleur, mais Gallien ni Averroës ne se fondent aucunement sur la connoissance qu'on peut tirer des couleurs, puisqu'elle consiste dans l'exterieur, sans avoir aucun raport à la qualité ni à la consistance de la chose. Par exemple on voit une blancheur dans la neige, le Canfre, le Sel, la Chaux, cependant ces choses n'ont aucun rapport ensemble

ensemble: les fleurs de *Hypericum* ou l'herbe de S. Jean que les Apoticaires nomment *Perforata.*, sont de couleur d'or, les feuilles d'un verd pâle, & quand on les écrase ou qu'on les pille, elles ont la couleur du sang brulé.

Quoiqu'on trouve effectivement que les drogues qui évacuent & travaillent sur les humeurs du corps humain ont du raport à leurs couleurs, le sang se purifie & se fortifie par les roses, les violettes, les fleurs de bourache, le bois de Sandal rouge, la langue de Bœuf; & pour arrêter le flux de sang, on se sert de racine de Tormentille, langue de Cerf, Roses rouges, bois de Sandal rouge, Sang de Dragon, Terre rouge, Corail rouge, Pierre Sanguine.

Pour la Bile, le jus de Citron, Saffran, grande & petite Centauré, Ciprès des Champs, Chelidoine, Rhubarbe & Aloës.

La Teinture de la Bile noire sont les Capres, Fougeres, Fougeres des Chênes, la Vigne noire, du Sené & la Racine d'Ellebore noire.

Pour la Pituite, ses Teintures sont l'Agaric, la Graine de Saffran sauvage, Racine d'Ellebore blanche; Turbit, Pomme de Coloquin, lesquelles chassent la Pituite du corps, comme les Fleurs blanches des Orties arrêtent les Fleurs blanches des Femmes.

Mais quoique Baptiste Porta cite plusieurs exemples d'une infinité de Simples, qui ont du rapport à la couleur ; il est bon de suivre les leçons de Galien, *l. simp.* IX. Je ne m'oppose point à ceux qui veulent tirer des consequences & des preuves de l'exterieur des choses, mais il faut agir avec prudence & attention, puisque ce n'est pas un chemin si assuré, qu'on ne s'y puisse assés facilement égarer ; & le même Porta convient que les Simples changent de couleurs, suivant le terrain & suivant qu'elles sont vieilles ou fraiches.

On fait encore une quatriéme Remarque, qui est la figure & la ressemblance que les Simples ont avec les Parties de nos corps & les infirmités qui y peuvent survenir, dont je citerai quelques-unes ; qui nous sont connus & qui croissent chez nous.

Les Noix ont la figure de la Tête, l'écorce verte celle de la Peau qui couvre le Crane ; voilà pourquoi le Sel qu'on en tire est merveilleux pour en guérir les blessures. Les Coquilles ressemblent au Crane ; étant pillées elles en guérissent les blessures. Les deux petites peaux qui envelopent le Fruit en dedans, ont la figure de celles qui renferment le Cerveau & la chair celle du Cerveau ; on les pille en les arrosant d'Eau-de-Vie, puis on les applique sur la Tête pour fortifier le Cerveau.

Les Têtes de Pavots ont pareillement de la ressemblance de la Tête, elles en soûlagent la douleur, dans plusieurs Maladies & lui procurent le repos.

Les marques de la Tête & des cheveux se trouvent dans les petits boutons qui croissent aux Rosiers sauvages, qui sont comme des petites Eponges chevelues; ils provoquent le sommeil, & leurs Cendres mêlées avec du Miel, empêchent que les Cheveux tombent; ainsi que Pline le témoigne. 15. Nat. 2. Et pareillement font les Duvets, qui croissent autour des Coins, la Mousse des Arbres, les Cheveux de Venus, qui sont des Simples pour les Cheveux.

L'Herbe d'Epervier, ainsi nommée, parce que les Eperviers s'en servent pour s'éclaircir la vuë. Les Soucils, l'Anémone ont de la ressemblance avec la Prunelle; leur jus égouté dans les yeux en soulage l'obscurité, & les autres incommodités.

Les Oreilles d'Homme ainsi nommées, par la ressemblance de leurs feüilles; la Conserve de ces Fleurs soulage & fortifie l'oüye.

La Gomme qui distille du Sureau, nommée Oreille de Sureau ou Oreilles de Judas parce qu'on prétend que Judas s'est pendu à un Arbre de Sureau, sonlage toutes les enflures des Oreilles.

Les Colimaçons à longues Cornes, étant boüillis avec de l'eau & du ſel, après les avoir écumez on les ſeche & on les fait tremper dans de l'Huile d'Ambre, puis on les paſſe dans un Alambic, l'Huile qui en ſort ſoulage les ſurdités.

Les Piſſanlits, autrement dits Dents de Lion; leur Huile ou la Décoction dans du Vinaigre, ſoulage les Maux des Dents en ſe lavant la bouche avec.

Racines des Fougeres, qui ont une figure dentelée, ſoulagent les Maux des Dents, les affermiſſent & ſont très-utiles dans le Scorbut, & pareillement les Pepins de Grenade

Les Pignons ont de la reſſemblance avec les Dents de devant; leurs Feüilles boüillies dans du Vinaigre en ſoulagent les douleurs.

La Langue de Cerf, ou Biſtorta, Langue de Chien ou *Cenogloßum* reſſemblent, par leurs feüilles, à la Langue; Elles ſont très-utiles pour des Gargariſmes, pour ſoulager l'Inflammation de la Langue & des Amidales.

La Campanelle, qu'on nomme de cette maniere en Latin, parce que les Fleurs, en forme de Cloche, ont de la reſſemblance avec la gorge, elles ſoulagent les maux de gorge, tant en dedans qu'en dehors, quand on en fait une décoction, après les avoir écrafées pour en gargarifer, ou bien un Cataplame : l'on s'en fert auffi contre les Amidales enflées, & contre la Luette; on l'apelle auffi *Valaria*, faifant allufion à *VVala*, qui fignifie petite Peau de la Luette.

Il y a pareillement quantité d'Herbes qui reffemblent aux Poulmons, entr'autres l'Herbe qu'on apelle Poulmonaire & toutes Croiffances Spongieufes & veloutées, qui ont beaucoup de Chaleur legere : comme la Mouffe des Arbres & autres : elles foulagent davantage les Poulmons & la Poitrine, en la dégageant ; empéchent les Fluxions & operent mieux que tous les Sirops qu'on met communément en ufage.

Nous avons pareillement *l'Herbe de Foye*, qui a des feüilles comme des grands Trefles reprefentant le Foye, elle le foulage quand il eft échauffé & affoibli ; les Poires y font pareillement un bon effet.

La Scolopendre, qui à la figure de la Ratte, en guérit les maux ; de même la Langue de Cerf, Herbe de Ratte : & le Gingembre, Racine d'Angelique, l'Oignon & l'Ail ont les marques de réchauffer un Eftômach refroidi.

Oranges, Citrons, Coins & Grenades ont la reffemblance du Cœur, & ont la vertu de le fortifier, même par leur odeur.

Les Féves blanches, nommées *Haricots*, ont la figure des Oignons ; elles fortifient cette Partie.

Le Houblon a la figure du Tortillement des Boyaux, sa Décoction soulage la Colique.

Le *Vesicaria*, ainsi nommée par la ressemblance qu'elle a avec la Vessie, provoque les Urines & évacue la Gravelle.

L'Aristolochie ronde a la figure de la Matrice, elle la soulage dans la délivrance &, la purifie.

Le *Palma-Christi*, qui a la ressemblance des Nombrils de Venus, le pied & les mains, y a du raport, & à des grandes vertus, contre les Sciatiques qui viennent à ces endroits, ainsi que l'Hermodate a la figure des nœuds, causés par ces Maux ; elle tire les humidités qui s'y engendrent & dans les jointures.

La Queuë de Cheval & la Feugere femelle ont la marque de l'Epine du dos, elles en guérissent les Maux, ainsi que la Sciatique qui vient dans les Hanches.

L'*Hypericum* ou l'Herbe de S. Jean, qui a les feüilles pleines de petits trous imperceptibles, a la vertu d'ouvrir les Pores & de provoquer les sueurs.

Les Muguets, qui pendent comme des Goutes, sont très-utiles contre les Fluxions & incommodités du Cerveau.

La Pierre qui se trouve dans la Tête, au dessus de l'œil de la Carpe, est reputée pour un Remede souverain contre l'Apoplexie, qui commence par une retraction des Nerfs au dessus des yeux.

Sondeau & Herbe de l'Homme a la marque du Cancer. Le Docteur *Carricheter* écrit qu'il a guéri tous les Cancers avec ces deux Simples.

Les petits Vermisseaux qu'on trouve dans les Boutons des Roses, étant mis en poudre, sont un bon Remede contre les Vers.

L'Agarie & autres croissances des Arbres, guérissent les croissances qui viennent aux Membres.

Quoique plusieurs rejettent la connoissance qu'on tire de la ressemblance : comme étant une chose qui paroît du hazard ; on ne doit pourtant pas mépriser ces remarques, car les figures des Simples ne leur ont pas été données par hazard, mais par le Créateur, qui n'a rien formé en vain, leurs vertus n'en sont pas moindres, quoique les marques de leur figure & de leur couleur nous soient inconnues, puisqu'il y a une infinité de choses que nous ignorons, comme dit Lactance, nul ne doit présumer tout sçavoir ; c'est une qualité Divine : tout ignorer est de l'animal, l'esprit de l'Homme fait un milieu entre ces deux extrémités, il possede quelque Science mêlée de beaucoup d'ignorance ; beaucoup de personnes méprisent les choses parce qu'ils les ignorent, comme si la verité dépendoit de leur sçavoir.

Avec tout ce que nous avons marqué de l'usage des Simples, il faut observer qu'on ne peut pas juger d'une Maladie par un seul indice, comme une personne qui auroit un Asthme, une Toux, ou qui cracheroit des Flegmes de Sang, ou qui auroit un violent Mal de côté, ne doit pas croire qu'il a une Pleuresie, il n'en peut juger que quand toutes ces choses se rencontrent ensemble, on ne doit pas non-plus juger de la vertu d'un Simple par une seule marque, mais quand plusieurs se rapportent ; par exemple la Muscade a le goût & l'odorat fort, la couleur jaunâtre, ayant la ressemblance de la Tête, ce qui la fait juger propre à rechauffer le Cerveau, mais il faut s'en servir avec distinction, & ne point donner le même Remede dans tous les Maux qui proviennent de la chaleur & du froid, à quoi l'experience est necessaire, comme nous voyons tous les jours aux Chimistes, qui attribuent des vertus merveilleuses aux Remedes qu'ils découvrent, mais quand ils en viennent à l'experience, ils donnent du nés en terre.

Tous les Arts ne se perfectionnent que par un usage continuel ; l'ón ne doit pas se contenter de deux ou de trois épreuves, il en faut plusieurs avec des observations très-exactes ; & sur-tout, dans les Remedes, il faut sçavoir régler la quantité, & si les choses ont été cueillies dans leur saison, & pour cet effet il seroit très-necessaire que les Medecins connussent les Simples par eux-mêmes, c'est à quoi ils ne s'attachent pas beaucoup ; ils font comme ceux qui crient un enfant perdu, en dépeignant toutes les Marques & la ressemblance qu'on leur en a donné, s'il se presentoit devant eux ils ne le reconnoîtroient pas ; Galien les compare aux Navigateurs, qui voyagent sur la Carte ; l'on doit éprouver les Remedes sur les hommes, car souvent ce qui sert de Medecine aux Animaux est mortel à l'homme, & que l'épreuve se fasse par un Simple à la fois, car d'abord qu'ils sont mêlés avec d'autres ; on n'en peut plus distinguer les vertus, ni si il a produit la guérison ; suivant l'avis d'Avicenne, les Remedes sont nuisibles à ceux qui sont en santé, il les faut éprouver sur les Malades, quand ils n'ont qu'un séul Mal ; par exemple, si l'on donnoit de la Chicorée à une personne qui auroit une Opression de Foye avec la

Fiévre, si la Fiévre le quitte on ne pourra pas distinguer si la Chicorée l'a guérie en débouchant le Foye ou en le rafraichissant: il faut encore observer si le Remede a operé par lui-même, ou bien que quelqu'autre incident s'y soit joint par hazard. L'on a trouvé souvent qu'on use d'un Remede pour une chose, dont le hazard nous a fait connoître un tout autre effet: Pline en raporte plusieurs exemples. Gallien écrit qu'un Lepreux fut guéri pour avoir bû du vin, dans lequel une Vipere s'étoit noyée & étouffée par hazard; ce qui a fait qu'on a mis depuis ce Remede en usage.

FIN.

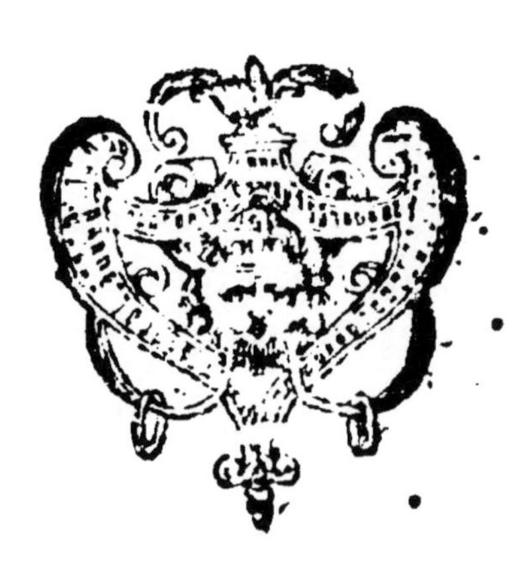

APPROBATION.

JAy lû par ordre de Monſeigneur le Garde des Sceaux le Livre intitulé, *Eloge de la Medecine & Chirurgie ;* Je penſe que l'impreſſion n'en peut être qu'agréable au Public.

Ce 6 Janvier 1730. ***VERNAGE.***

PERMISSION SIMPLE.

LOUIS par la Grace de Dieu, Roi de France & de Navarre : A nos Amez & feaux Conseillers, les Gens tenant nos Cours de Parlement, Maîtres des Requêtes de notre Hôtel, grand Conseil, Prevôt de Paris, Baillifs Sénechaux, leurs Lieutenans Civils & autres nos Justiciers qu'il appartiendra. Salut, notre bien Amé le Sieur BOISSON, notre Ingenieur ordinaire : Nous ayant fait suplier de lui accorder nos Lettres de Permission pour l'impression d'un ouvrage qui a pour Titre, *Eloge de la Medecine*, *Défense de la Medecine contre les calomnies de Montagne & Lettres traduites du Hollandois de Jean Beevervvyk, par Madame Boisson Jeãne Dorothée Zutelande*, offrant pour cet effet de le faire imprimer en bon papier & beaux Caracteres, suivant la feuille imprimée & attachée pour modele sous le contre-scel des presentes ; Nous lui avons permis & permettons par ces presentes de faire imprimer ledit ouvrage ci-dessus specifié en un ou plusieurs Volumes, conjointement ou separément & autant de fois que bon lui semblera sur papier & Caracteres conformes à à la feuille imprimée & attachée sous notre contre-scel, & de le vendre & faire vendre

& debiter par tout notre Royaume pendant le tems de six années consecutives, à compter du jour de la date desdites presentes. Faisons défense à tous Libraires, Imprimeurs & autres personnes de quelque qualité & condition qu'elles soient d'en introduire d'impression étrangere dans aucun lieu de notre obéissance, à la charge que ces presentes seront enregistrées tout au long sur le Registre de la Communauté des Libraires & Imprimeurs de Paris dans trois mois de la date d'icelle; que l'impression de ce Livre sera faite dans notre Royaume & non ailleurs, & que l'Imprimeur se conformera en tout aux Reglemens de la Librairie, & notamment à celui du 10. Avril 1725. & qu'avant que de l'exposer en vente, le Manuscrit ou Imprimé, qui aura servi de copie à l'impression dudit Livre, sera remis dans le même état où l'approbation y aura été donnée ès mains de notre très cher & feal Chevalier, Garde des Sceaux de France le sieur Chauvelin, & qu'il en sera ensuite remis deux Exemplaires dans notre Bibliotheque publique, un dans celle de notre Château du Louvre, & un dans celle de notredit très-cher & feal Chevalier, Garde des Sceaux de France le sieur Chauvelin; le tout à peine de nullité des preſentes, du contenu deſquelles vous mandons & enjoignons de faire jouir l'expoſant ou ſes ayans cauſe pleinement & paiſiblement, ſans ſouffrir qu'il leur ſoit fait aucun trouble ou empêchement. Voulons qu'à la copie deſdites preſentes, qui ſera imprimée tout au long au commencement ou à la fin dudit Livre, foi ſoit ajoutée comme à l'original, commandons au premier notre Huiſſier ou Sergent de faire pour l'execution d'icelles tous actes requis & neceſſaires, ſans demander autre permiſſion, & nonobſtant Clameur de Haro, Charte Normande & Lettres à ce contraires; CAR tel eſt notre plaiſir. Donné à Paris le vingt-ſeptiéme jour du mois de Janvier, l'an de grâce mil ſept cent trente, & de notre Regne le quinziéme. Par le ROY en ſon Conſeil.

SAINSON.

Regiſtré ſur le Regiſtre VII. *de la Chambre Royale des Libraires & Imprimeurs de Paris. No.* 522. *Fol.* 472. *conformement aux anciens Réglemens, confirmez par celui du* 28. *Fevrier* 1703. *A Paris le vingt-huit Février mil ſept cent trente.* P. A. LE MERCIER, Syndic.

Le Sieur Boiſſon a cedé la Permiſſion

qu'il a obtenuë pour un Livre intitulé, *Eloge de la Medecine & de la Chirurgie, &c.* à Madame la veuve Rebuffé, Imprimeur-Libraire à Paris, pour en jouir suivant les conventions faites entre elle. Fait à Paris le 22. Février 1730. en foi de quoi j'ai signé, BOISSON.

Imprimé en France
FROC021820200120
23227FR00024B/388/P

9 782329 357331